概説

甲状腺細胞診報告様式 ベセスダシステム 第3版

坂本穆彦／廣川満良 [著]

丸善出版

序　文

　甲状腺細胞診の報告様式は，パパニコロウ分類（クラス1～5）や3段階分類（陰性・疑陽性・陽性）に代わって，今日では検体の適否の明確化と独自の判定カテゴリーを特徴とするベセスダシステムが，国際標準として広く流布しています．わが国の甲状腺癌取扱い規約も，基本的にはベセスダシステムに準拠しています．

　このたび甲状腺ベセスダシステム・第3版のアトラスが上梓されました．推定診断名は最近改定されたWHO甲状腺腫瘍組織分類・第5版に揃えて改められています．同アトラスの初版と第2版の翻訳書は，日本甲状腺病理学会と日本内分泌外科学会（旧・日本甲状腺外科学会）の有志の協力を得て，それぞれシュプリンガー・ジャパン，丸善出版より出版されました．第3版は旧版に比較すると，大幅にページ数が増えています．これを従来のようにこのまま全内容を翻訳すると相当厚くなります．したがいまして，むしろエッセンスを概説する方が読者の理解を得やすいと思われました．このため，第3版は翻訳書ではなく，概説書としてまとめることにしました．本文は坂本が担当し，内容を簡潔に解説しました．写真は，廣川が隈病院症例を使ってすべて新たに撮影しました．

　章立ては原著に準じました．第1章の診断カテゴリーや悪性の危険度に関する4表のみは原著からそのまま引用してあります．原著にある細胞診報告書の例示や文献リストは割愛しました．写真は，免疫染色以外は，わが国で汎用されているパパニコロウ染色標本によるものです．標本はすべて塗抹法（従来法）で作製されています．LBC標本はありません．ベセスダシステムとわが国の取扱い規約との内容の相違点については，逐次解説を加えました．

　本書によって，新しく刊行された甲状腺ベセスダシステム・第3版の理解を深めていただき，それを癌取扱い規約と対比させることによって，日常の甲状腺疾患診療のより一層の充実をはかる一助としていただければ幸いです．

　文末ながら，企画・編集でお世話になった丸善出版・糠塚さやか様，本文執筆にあたって原稿整理にご協力いただいた秘書・猪原めぐみ様には厚くお礼申し上げます．

　令和7年2月

坂本　穆彦
廣川　満良

＜付記＞
　本書に頻出する以下の3点の刊行物は，それぞれ「ベセスダシステム」，「WHO組織分類」，「取扱い規約」と略記します．

・甲状腺細胞診報告様式ベセスダシステム（The Bethesda System for Reporting Thyroid Cytopathology）
　　第2版（2017年）　第3版（2023年：現行版）
・WHO甲状腺腫瘍組織分類（WHO Histological Classification of Thyroid Tumours）
　　第4版（2017年）　第5版（2022年：現行版）
・甲状腺癌取扱い規約
　　第8版（2019年）　第9版（2023年：現行版）

目次

第1章 診断用語と報告様式の概略 ……………………………………………… 1
1.1 報告様式 ……………………………………………………………………… 1
1.2 「甲状腺癌取扱い規約」との相違点 ……………………………………… 4

第2章 不適正 ……………………………………………………………………… 5
2.1 概念 …………………………………………………………………………… 5
2.2 「適正」の鍵となる所見 …………………………………………………… 5
2.3 「不適正」の鍵となる所見 ………………………………………………… 6
2.4 判定の実際 …………………………………………………………………… 6
2.5 臨床との関連 ………………………………………………………………… 8
2.6 「甲状腺癌取扱い規約」との相違点 ……………………………………… 9

第3章 良性 ………………………………………………………………………… 10
3.1 濾胞性結節性病変 …………………………………………………………… 10
    概念 11 ／ 細胞所見 11 ／ 判定の実際 11
3.2 グレーブス病（バセドウ病）………………………………………………… 16
3.3 リンパ球性甲状腺炎 ………………………………………………………… 16
    概念 16 ／ 細胞所見 16 ／ 判定の実際 17
3.4 亜急性甲状腺炎 ……………………………………………………………… 17
    細胞所見 18 ／ 判定の実際 18
3.5 急性化膿性甲状腺炎 ………………………………………………………… 18
3.6 リーデル甲状腺炎（リーデル病）…………………………………………… 19
3.7 臨床との関連 ………………………………………………………………… 19

第4章 意義不明な異型 …………………………………………………………… 20
4.1 概念 …………………………………………………………………………… 20
4.2 細胞所見 ……………………………………………………………………… 20
    核異型のある意義不明な異型（AUS with Nuclear Atypia） 21 ／
    その他の意義不明な異型（AUS-Other） 22
4.3 判定の実際 …………………………………………………………………… 23
4.4 臨床との関連 ………………………………………………………………… 24

第5章　濾胞性腫瘍 … 26

- 5.1　概　念 … 26
- 5.2　細胞所見 … 27
- 5.3　判定の実際 … 28
- 5.4　悪性の危険度 … 29
- 5.5　濾胞性腫瘍の鑑別診断 … 29
- 5.6　細胞診と組織診の関係 … 30
- 5.7　臨床との関連 … 30

第6章　濾胞性腫瘍（膨大細胞性濾胞性腫瘍） … 31

- 6.1　概　念 … 31
- 6.2　細胞所見 … 31
- 6.3　判定の実際 … 32
- 6.4　臨床との関連 … 32
- 6.5　「甲状腺癌取扱い規約」との相違点 … 33

第7章　悪性の疑い … 34

- 7.1　概　念 … 35
- 7.2　細胞所見 … 35
  - 甲状腺乳頭癌の疑い　35 ／ 甲状腺髄様癌の疑い　36 ／
  - リンパ腫の疑い　36 ／ 悪性の疑い（特定不能）　36
- 7.3　判定の実際 … 36
  - 甲状腺乳頭癌の疑い　36 ／ 甲状腺髄様癌の疑い　37 ／
  - リンパ腫の疑い　38 ／ 悪性の疑い（特定不能）　38
- 7.4　臨床との関連 … 38
- 7.5　補助的診断の役割 … 38

第8章　乳頭癌，特殊型および関連腫瘍 … 39

- 8.1　通常型（古典的）甲状腺乳頭癌 … 39
  - 概　念　39 ／ 細胞所見　39 ／ 液状処理法　42 ／ 判定の実際　43
- 8.2　乳頭癌の亜型 … 44
  - 濾胞型乳頭癌とNIFTP　45 ／ 大濾胞型乳頭癌　46 ／ 囊胞型乳頭癌　47 ／
  - 膨大細胞型乳頭癌　48 ／ ワルチン腫瘍様乳頭癌　49 ／
  - 高細胞型乳頭癌　49 ／ 円柱細胞型乳頭癌　51 ／ 充実／索状型乳頭癌　52 ／
  - びまん性硬化型乳頭癌　53 ／ ホブネイル型乳頭癌　54
- 8.3　関連する腫瘍 … 55
  - 篩状モルラ癌　55 ／ 硝子化索状腫瘍　57

第9章 髄様癌 59
- 9.1 概　念 59
- 9.2 細胞所見 59
- 9.3 判定の実際 61
- 9.4 臨床との関連 62

第10章 高異型度濾胞細胞由来非未分化癌 63
- 10.1 概　念 63
- 10.2 細胞所見 63
- 10.3 判定の実際 64
- 10.4 分子・遺伝子学的所見 64
- 10.5 臨床との関連 64
- 10.6 「甲状腺癌取扱い規約」との相違点 65

第11章 未分化癌 66
- 11.1 概　念 66
- 11.2 細胞所見 66
- 11.3 判定の実際 68
- 11.4 臨床との関連 68

第12章 転移性腫瘍，リンパ腫，甲状腺のまれな腫瘍 69
- 12.1 転移性腎細胞癌 69
  - 細胞所見　69 ／ 判定の実際　69
- 12.2 転移性悪性黒色腫 70
  - 細胞所見　70 ／ 判定の実際　70
- 12.3 転移性乳癌 70
  - 細胞所見　70 ／ 判定の実際　71
- 12.4 転移性肺癌 71
  - 細胞所見　71 ／ 判定の実際　72
- 12.5 その他の転移性悪性腫瘍 72
- 12.6 甲状腺のリンパ腫 72
  - 細胞所見　72 ／ 判定の実際　72 ／
  - 節外性辺縁帯B細胞リンパ腫（MALTリンパ腫）　73 ／
  - びまん性大細胞型B細胞リンパ腫　73 ／ ホジキンリンパ腫　74

- 8.4 臨床との関連 58
- 8.5 「甲状腺癌取扱い規約」との相違点 58

vi　　目　次

　12.7　甲状腺のまれな腫瘍 ……………………………………………………………… 74
　　　　　　傍神経節腫　74
　12.8　ランゲルハンス細胞組織球症 ……………………………………………………… 75
　　　　　　概　念　75　／　細胞所見　75　／　判定の実際　75
　12.9　粘表皮癌 ………………………………………………………………………… 75
　　　　　　概　念　75　／　細胞所見　75　／　判定の実際　75
　12.10　好酸球増殖をともなう硬化性粘表皮癌 …………………………………………… 75
　　　　　　概　念　75　／　細胞所見　76　／　判定の実際　76
　12.11　分　泌　癌 ……………………………………………………………………… 76
　　　　　　概　念　76　／　細胞所見　76　／　判定の実際　76
　12.12　異所性胸腺腫 …………………………………………………………………… 77
　　　　　　概　念　77　／　細胞所見　77
　12.13　胸腺様分化をともなう紡錘型細胞腫瘍 ………………………………………… 77
　　　　　　概　念　77　／　細胞所見　78　／　判定の実際　78
　12.14　甲状腺のその他のまれな原発性腫瘍 …………………………………………… 79
　12.15　臨床との関連 …………………………………………………………………… 79
　　　　　　転移性腫瘍　79　／　リンパ腫　79　／　甲状腺原発のまれな腫瘍　79

第 13 章　臨床的見地と画像検査 ……………………………………………………… 80

　13.1　超音波検査による悪性の危険度 …………………………………………………… 81
　13.2　穿刺吸引細胞診の適応 ……………………………………………………………… 81
　13.3　穿刺吸引細胞診施行後の結節の扱い ……………………………………………… 82

第 14 章　分子検査とその他の補助的検査 …………………………………………… 83

　14.1　甲状腺腫瘍の分子レベルの変化 …………………………………………………… 83
　　　　　　DNA レベルの変異　83　／　mRNA とマイクロ RNA の発現の変異　84
　14.2　甲状腺穿刺吸引細胞診標本の分子検査における近年の役割 ……………………… 84
　　　　　　「意義不明な異型」，「濾胞性腫瘍」結節における悪性の危険度の改良　84　／
　　　　　　分子プロファイルに基づく腫瘍の予後推定　84　／
　　　　　　腫瘍の分子プロファイルによる全身的な治療および臨床的試み　85　／
　　　　　　遺伝性症候群の胚細胞性変異のスクリーニング　85
　14.3　甲状腺穿刺吸引細胞診検体を扱う分子検査施設 ………………………………… 85
　14.4　今後の方向性 ……………………………………………………………………… 85

　索　引 ……………………………………………………………………………………… 87

第1章
診断用語と報告様式の概略

甲状腺細胞診報告様式ベセスダシステム（The Bethesda System for Reporting Thyroid Cytopathology: TBSRTC）（以下，「ベセスダシステム」）は，甲状腺穿刺吸引細胞診（fine needle aspiration: FNA）標本の統一のとれた階層化したカテゴリーの報告様式である．これにより，細胞病理医は適切に細胞診の判定を臨床医に伝えることができる．

本報告様式は臨床の現場で広く受け入れられてきたが，いくつかの手を入れるべき点も明らかになった．第3版の改訂点は以下に要約される．

1. 各カテゴリーの名称を1つに揃えた．たとえばAUS/FLUSはAUS（意義不明な異型）のみにした．FN/SFNはFN（濾胞性腫瘍）のみにした．
2. 小児の悪性の危険度（Risk of Malignancy: ROM）を新しく記載した．
3. 悪性の危険度を更新した．
4. AUS（意義不明な異型）を悪性の危険度に基づいて，核異型のあるものとその他に分けた．
5. 用語をできる限り最新のWHO甲状腺腫瘍組織分類第5版（以下，「WHO組織分類」）にあわせた．
6. 低分化癌と高異型度分化癌（high-grade differentiated carcinoma）を含む高異型度濾胞細胞由来癌（high-grade follicular-derived carcinoma）をまとめた第10章の記載を増やした．
7. 画像診断の章（第13章）や分子レベルの検査の章（第14章）を新たに設けた．
8. 細胞像の写真を更新した．

1.1 報告様式

甲状腺穿刺吸引細胞診の報告には，「ベセスダシステム」の診断カテゴリーが，臨床サイドとの意志疎通に有用である．「ベセスダシステム」の診断カテゴリーは**表1-1**のように示されている．

各カテゴリーには悪性の危険度が示されており，これらは**表1-2**に示されるように臨床ガイドラインのエビデンスに基づいている．

従来の悪性の危険度の推定は組織学的検索の行われる症例の経過観察によるもの（手術を受けた全症例数を疾患名数で割る）であったが，これでは手術症例数の少ない「不適正」，「良性」，「意義不明な異型」カテゴリーの値が，症例選択上のバイアスのために過剰に大きくなる．他方，穿刺吸引細胞診施行症例全例を分母にすると，切除されない結節は「良性」にされてしまうので，悪性の危険度は低すぎる評価になってしまう．手術で切除された結節に基づく，最良と思われる危険度の推定値は**表1-2**に示されるとおりである．脚注とともに参考にされたい．

前述のように，小児に関しての悪性の危険度は表1-3に示されるとおりである．これまでの版にはなかったものである．

甲状腺腫瘍の一部が非浸潤性甲状腺濾胞性腫瘍（noninvasive follicular thyroid neoplasm with papillary-like nuclear features: NIFTP）に再分類されたので，悪性の危険度にも影響が生じている．このことは表1-4のように示されている．

いくつかの診断カテゴリーでは，有益で適切なサブカテゴリーが設けられている．推奨される用語は表1-1のとおりである．これらのサブカテゴリー以外の記すべき見解は，必要に応じて記載することとし，細胞病理医の判断に委ねられる．注あるいは推奨は，特にNIFTPに関連する記載の場合には有用と思われる（第4, 5, 7, 8章を参照）．診断カテゴリーの悪性の危険度は，自験例の細胞診と組織診の相関あるいは文献情報に基づいて記述してもよい（表1-2）．

表1-1　甲状腺細胞診報告様式ベセスダシステム：診断カテゴリー

Ⅰ．不適正（Nondiagnostic）
　嚢胞液のみ
　細胞なし
　その他（血液過多，凝血，乾燥など）

Ⅱ．良性（Benign）
　濾胞性結節に相当（腺腫様結節，コロイド結節などを含む）
　臨床所見と合致した橋本病に相当
　肉芽腫性（亜急性）甲状腺炎に相当
　その他

Ⅲ．意義不明な異型（Atypia of Undetermined Significance: AUS）
　核異型のあるAUSかそれ以外のAUSかを記載

Ⅳ．濾胞性腫瘍（Follicular Neoplasm: FN）
　膨大細胞型の場合はそれを記載

Ⅴ．悪性の疑い（Suspicious for Malignancy）
　乳頭癌の疑い
　髄様癌の疑い
　転移性癌の疑い
　リンパ腫の疑い
　その他

Ⅵ．悪性（Malignant）
　乳頭癌
　高異型度濾胞細胞由来非未分化癌
　髄様癌
　未分化癌
　扁平上皮癌
　複数の組織型をもつ癌（各組織型を記載）
　転移性悪性腫瘍
　非ホジキンリンパ腫
　その他

S. Z. Ali, P. A. VanderLaan (eds.), *The Bethesda System for Reporting Thyroid Cytopathology*, Springer Nature Switzerland AG 2023.

表1-2　甲状腺細胞診報告様式：悪性の危険度と臨床との関連

診断カテゴリー	悪性の危険度[a] 平均%（範囲）	通常の運用[b]
不適正	13%（5～20%）[c]	超音波ガイド下の穿刺吸引細胞診[d]の再検査
良　性	4%（2～7%）[e]	臨床的および超音波検査による経過観察
意義不明な異型[f]	22%（13～30%）	穿刺吸引細胞診の再検査[d] 分子レベルの検査，診断的葉切除あるいは経過観察
濾胞性腫瘍[g]	30%（23～34%）	分子レベルの検査[h]，診断的葉切除
悪性の疑い	74%（67～83%）	分子レベルの検査[h]，ないし甲状腺準全摘術[i]
悪　性	97%（97～100%）	葉切除ないし甲状腺準全摘術[i]

[a] これらの悪性の危険度の想定には，外科的切除を受けていない甲状腺結節（特に「良性」あるいは「意義不明な異型」と診断された結節）が多いというような症例選択上のバイアスが加わっている．
[b] 実際の運用は穿刺吸引細胞診判定のほか，臨床所見や超音波所見などの他の要因も加味される．
[c] 悪性の危険度は結節のタイプや構造，すなわち充実性か，充実性・嚢胞性の混在か，嚢胞が過半を占めるかによりばらつきがある．充実性結節の「不適正」検体は，嚢胞性変化が過半を占め，超音波検査では低危険度を示す結節よりも悪性の危険度は高い．このことは第2章で論じられる．
[d] 穿刺吸引細胞診の再検査の診断的意義は研究結果によって示されている．
[e] この悪性の危険度の想定は，手術で切除された結節の経過観察に基づいているが，良性に分類された甲状腺結節の大多数は手術されないので，症例選択には偏りがある．
[f] 長期間にわたる経過観察研究では，「良性」と穿刺吸引細胞診で判定された症例の悪性の危険度は約1～2%と想定されている．
[g] 膨大細胞所見を示す「濾胞性腫瘍（膨大細胞性濾胞性腫瘍）」を含む．
[h] 分子レベルの解析は手術術式の選択（葉節か甲状腺全摘か）に用いることができる．
[i] 原発性甲状腺癌よりも転移性腫瘍の疑いと判定された「悪性の疑い」ないし「悪性」症例の場合のほうが，手術適応がないことが多い．

S. Z. Ali, P. A. VanderLaan (eds.), *The Bethesda System for Reporting Thyroid Cytopathology*, Springer Nature Switzerland AG 2023.

表1-3　小児患者用の甲状腺細胞診報告様式ベセスダシステム：悪性の危険度と臨床との関連

診断カテゴリー	悪性の危険度 平均%（範囲）	推奨される臨床的対応
不適切	14%（0～33%）	超音波ガイド下の穿刺吸引細胞診
良　性[a]	6%（0～27%）	臨床的および超音波検査による経過観察
意義不明な異型	28%（11～54%）	穿刺吸引細胞診の再検査，あるいは外科的切除
濾胞性腫瘍	50%（28～100%）	外科的切除
悪性の疑い[b]	81%（40～100%）	外科的切除
悪　性	98%（86～100%）	外科的切除

[a] 「良性」に分類された甲状腺結節の大多数は手術されないので，悪性の危険度には症例選択の偏りによるバイアスが加わっている．
[b] 膨大細胞性細胞所見を示す「濾胞性腫瘍（膨大細胞性濾胞性腫瘍）」を含む．

S. Z. Ali, P. A. VanderLaan (eds.), *The Bethesda System for Reporting Thyroid Cytopathology*, Springer Nature Switzerland AG 2023.

表1-4 外科病理診断にNIFTPを用いない場合の甲状腺細胞診報告様式ベセスダシステムの悪性の危険度の減少

診断カテゴリー	NIFTPを用いない場合の悪性の危険度の減少[a] 平均%（範囲）	NIFTPを用いない場合に想定される最終的な悪性の危険度[b] 平均%
不適正	1.3%（0〜2%）	12%
良　性	2.4%（0〜4%）	2%
異義不明な異型	6.4%（6〜20%）	16%
濾胞性腫瘍	7.1%（0.2〜30%）	23%
悪性の疑い	9.1%（0〜40%）	65%
悪　性	2.6%（0〜13%）	94%

[a] 悪性症例減少の平均値は既報の文献より算出した．
[b] 悪性の危険度の推定平均値は表1-2から本表の値を引いたものである．
S. Z. Ali, P. A. VanderLaan (eds.), *The Bethesda System for Reporting Thyroid Cytopathology*, Springer Nature Switzerland AG 2023.

1.2 「甲状腺癌取扱い規約」との相違点

「ベセスダシステム」では，"悪性の危険度"と"推奨される臨床的対応"が記されている．

しかし，各腫瘍の頻度，切除の範囲，社会的状況が国ごと，地域ごとに異なるために，「ベセスダシステム」の基準を画一的にあてはめることは適切ではない．そのため，甲状腺癌取扱い規約（以下，「取扱い規約」）では，この2項目についてはあえて言及しないという立場をとっている．

第2章
不　適　正

　穿刺吸引細胞診は，甲状腺結節の評価に非常に適した手法である．臨床的に有用な診断情報を提供するためには，甲状腺結節の穿刺吸引細胞診標本は，甲状腺に内在している病変を明らかにするものでなければならない．後方視的研究では，超音波ガイド下の穿刺吸引細胞診での「不適正」や疑陽性は，触診に比較すると低率であると報告されている．嚢胞成分の多い，あるいは触知の難しい甲状腺結節には，超音波ガイド下穿刺吸引細胞診が威力を発揮する．

　英語では「不適正」はnondiagnostic, inadequate, unsatisfactoryが併用されてきたが，「ベセスダシステム」第3版ではnondiagnosticに統一された．

2.1　概　念

適正（adequate）の基準を満たさない標本は「不適正（Nondiagnostic）」とされる．

2.2　「適正」の鍵となる所見

　甲状腺穿刺吸引細胞診で，集塊あたり少なくとも10個以上の濾胞細胞を含む細胞集塊が6個以上みとめられ，かつそれらが良好な観察状態（すなわち，染色状態が良好で，ひずみがなく，観察のさまたげになるものがない）であれば，適正と判断される．10個の濾胞細胞の6集塊は1枚のスライドガラス上であっても，数枚にまたがるものでもよい．この適正の基準は，従来法（conventional）標本でも液状処理法（liquid-based）標本でも，いずれにも適用される．

　上記の基準には以下のような例外がある．
1. **細胞異型のある吸引物**：明瞭な核異型や細胞異型のある標本は「不適正」とせず，それにふさわしい「ベセスダシステム」診断カテゴリーで評価する．濾胞細胞の数は考慮しなくてよい．
2. **炎症のある充実性結節からの吸引物**：橋本病，亜急性甲状腺炎，肉芽腫性甲状腺炎ないし甲状腺膿瘍患者の結節では，炎症細胞のみがみとめられることがある．この場合は濾胞細胞の最低数を満たさなくてもよい．このような標本は「良性」と報告される．
3. **コロイド結節**：多量の明らかなコロイドがみとめられる標本は「良性」と判定する．コロイドが多量にみとめられれば濾胞細胞の最低数を満たさなくてもよい．

2.3 「不適正」の鍵となる所見

以下に「不適正」の例を示す.
1. 各々が10個以上の細胞で構成され,かつ良好に保存され染色された濾胞細胞集塊の数が6個に満たないもの(上記の例外を参照).
2. 処理が不十分で,染色不良ないし不明瞭なもの(写真2-1, 2-2).
3. 囊胞液(組織球がともなっているか否かは問わない)にある10個以上の良性濾胞細胞からなる集塊の数が6個未満のもの.
4. 細胞成分のないもの.
5. 血液のみ(写真2-3).
6. 超音波検査用のゲルのみ.
7. 病変部からの細胞が採取されていないもの(たとえば骨格筋,気道の細胞,軟骨のみの標本).

2.4 判定の実際

適正標本は甲状腺病変の偽陰性報告を減少させる. 適正の基準についての議論は続いているが,

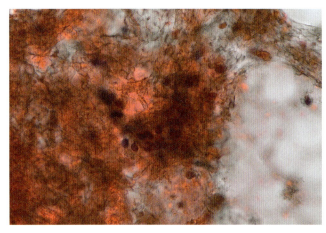

写真2-1 検体不適正. 濾胞細胞と思われる細胞が血液内に埋没しており,観察困難である.

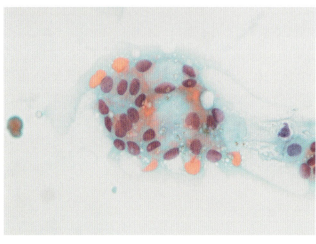

写真2-2 検体不適正. 固定条件が悪く,細胞は変性し,観察困難である.

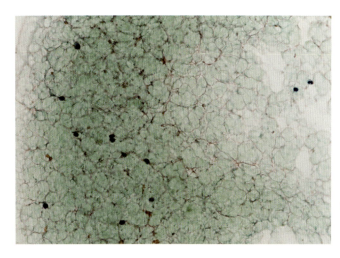

写真2-3 検体不適正．変性膨化した赤血球が背景にみられる．少数の血液細胞が散見される．

「ベセスダシステム」の基準は10年以上にわたり偽陰性率の低下に貢献してきた．

「不適正」とされた結節の多くは良性である．適正標本の濾胞細胞の数の下限をさらに下げることによって不適正症例を減らすことができ，穿刺吸引細胞診の再検を減らせるという考えもある．少数ではあるが，濾胞細胞数と標本の適切性を評価している報告がある．1例をあげると，濾胞細胞の必要とされる数を60から10に引き下げても，疑陽性率に有意な影響を及ぼすことなく良性判定の特異性を改善できるとの報告がある．しかし，好酸性細胞と異型濾胞細胞は数える対象から除外した場合という制約がつけられている．甲状腺の液状処理法検体では，濾胞細胞の数の制限を下げても，異型細胞のない場合は結果に影響はなかったとも報告されている．これらのデータは濾胞細胞あるいは細胞集塊の必要数の下限を下げても，偽陰性率に明らかな影響を与えずに「不適正」判定を減らせることを示唆している．しかしながら，基準を満たす濾胞細胞の必要数を少なくすることに関しての共通の判断基準がないので，基準はそのまま継続されている．

適正の基準は一般に濾胞細胞の数に適用され，マクロファージやリンパ球，その他の良性細胞成分は適用外である．穿刺吸引細胞診で濾胞細胞がどのくらい採取できるかは，病変の性質によるところもある．良性嚢胞や甲状腺炎，コロイドの豊富な結節では濾胞細胞は多くないので，診断に必要な細胞数は病変により一様ではない．

甲状腺癌の多くは充実性である．細胞異型のある充実性結節や部分的に嚢胞性病変のある結節は常に適正と判定される．細胞数は少ないが，異常（「意義不明な異型」，「悪性の疑い」あるいは「悪性」）として報告する．濾胞細胞は橋本病や肉芽腫甲状腺炎のような炎症性病変の吸引物に常に出現するとは限らない．したがって，炎症反応が明瞭な場合は濾胞細胞の数的制限にしばられる必要はない．多量のコロイドが出現している場合は，濾胞細胞が少なくても「良性」と判定してよい．乳頭癌の診断に十分な所見をもつ濾胞細胞集塊が1つでもあれば適正標本と判定されるべきであり，細胞数が少ないという理由だけで「不適正」と判定してはならない．

嚢胞液（写真2-4）ではマクロファージのみの例もあるが，単純嚢胞で大きさが3 cm以下の場合は悪性の危険度は低い．しかし，細胞診標本のほとんど全体が液状物や組織球から構成されていても，嚢胞形成をともなう乳頭癌の可能性を除外することはできない．嚢胞形成のみの若い患者では原発性乳頭癌の悪性の危険度がやや高いことが示唆されている．このため，このような患者に対しては，

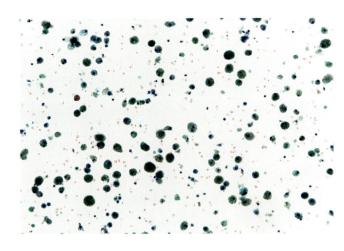

写真2-4 検体不適正（囊胞液）．液状検体からの標本で，マクロファージが多数みられる．コロイドや濾胞細胞はみられない．

「不適正」とともにサブカテゴリーとして"囊胞液のみ"と記載する．超音波所見で単純性，単房性囊胞であるなどの適切な臨床情報があれば，細胞診では「不適正」と報告されても，臨床的には適正と判断される．

　時に気管（線毛気道細胞）や胸鎖乳突筋などの近接部位の細胞が採取されることがある．この場合は，甲状腺以外の組織なので「不適正」と判定される．超音波検査用のゲルは穿刺の前に皮膚表面からふきとらなければならない．ゲルが残ったままにすると，従来法あるいは液状処理法標本のいずれでもゲルは細胞成分を不明瞭にしてしまう．標本の適切性については，従来法でも液状処理法でも違いはないが，液状処理法による追加標本によって「不適正」を減らすことができる．「ベセスダシステム」では，標本が「不適正」と判定されなければ，それは適正と考えられる．「不適正」判定の頻度は施設により3〜34％とかなり違いがある．

2.5　臨床との関連

　ほとんどの「不適正」結節は切除されないので，「不適正」結節の悪性の危険度を正確に計算することは難しい．最初に「不適正」と報告された外科的に切除された結節中で，悪性腫瘍は7〜32％を占める．しかしながら，外科的に切除される結節は，繰り返し「不適正」と判断されたり，臨床的にあるいは超音波検査所見で問題のあった症例であり，「不適正」結節全体を比べると悪性腫瘍の比率は高い．「不適正」カテゴリー全体としての悪性の危険度は10〜13％と想定される（第1章参照）．

　「不適正」判定に影響を与える要因としては，患者の状態（肥満，抗凝固剤服用など），結節の性状（小さい，囊胞状である，深部にあるなど）や検体採取技術があげられる．甲状腺画像および報告データシステム（Thyroid Imaging Reporting & Data System: TI-RADS）を含む超音波検査による危険度階層化システム（risk stratification system: RSS）はRSSスコアの上昇が悪性の危険度をともなうので，「不適正」結節の臨床的対応に重要な役割を果たしている．このことは欧米などからのデータでも裏付けられている．

　超音波検査所見で結節が小さいことや結節が純粋に囊胞性であることは，細胞診の判定に影響を与える．結節内の囊胞液が多いほど，「不適正」判定は増加するように思われるが，結節内の囊胞

が多いことは「不適正」判定と相関はない．囊胞液のみの症例に関しては悪性の危険度は2％と低い．すべての悪性症例には超音波上は何らかの異常所見があるとの報告もある．超音波検査所見で疑わしいものがなければ，"囊胞液のみ"の症例は「不適正」ではなく，臨床的には良性の結節としてよい．囊胞液標本で異型のある濾胞細胞，あるいは疑わしい濾胞細胞が出現している場合は，悪性を疑わせる．

　穿刺吸引細胞診では，超音波ガイド下の施行が細胞診判定の内容の充実に大いに寄与していることは，広くみとめられている．米国では，ほとんどの甲状腺穿刺吸引細胞診は超音波ガイド下に放射線科，内分泌科，病理の医師によって検体採取が行われている．適正判定のためには，超音波ガイド下の迅速オンサイト細胞診（rapid on-site evaluation: ROSE）で，初回が「不適正」の場合は，特に充実性結節では繰り返し吸引を行う．迅速オンサイト細胞診は，それが現場であろうと遠隔診断であろうと，大幅に「不適正」判定を減少させる．迅速オンサイト細胞診を行わない場合は，結節から少なくとも3カ所からの検体採取を行えば，不適正判定の比率を低下させられるかもしれない．液状処理法による残余の検体でセルブロック（cell block）標本を作製すれば，初回の判定で「不適正」であったものが適正に変わることもある．

　初回の判定が「不適正」と判定された結節は，それが純粋な囊胞性でない限りは，再検される必要がある．再検により60〜80％の症例で診断的価値のある結果が得られる．「不適正」判定のほとんどの結節は良性である．

　穿刺吸引細胞診の再検は，穿刺による炎症反応や潜在的に診断をまどわす細胞異型が消失するまで数カ月は待つことにされていたが，3カ月よりも短い間隔で再検をしても異常な結果の頻度は増加しないようである．いずれにしても初回に「不適正」判定を受けた場合の再検を遅らせる必要はない．

　「不適正」標本は分子検査に供されるべきではない．分子検査は，「意義不明な異型」，「濾胞性腫瘍」，「悪性の疑い」，すなわち「ベセスダシステム」のカテゴリーⅢ，Ⅳ，Ⅴに分類される結節に推奨される．制約はあるものの，分子検査は臨床的対応の決定に重要な価値をもつ可能性がある．

　2回続けて「不適正」だった場合には，臨床所見や画像所見を参考にして超音波検査の間隔を短くした経過観察か，あるいは手術が考慮される．囊胞性病変の悪性の危険度は低いので，初回判定が「不適正」であったほとんどの囊胞性結節の再検は，超音波検査で悪性が疑われる場合にのみ行われる．繰り返しの穿刺吸引細胞診が「不適正」の場合，あるいは超音波検査で悪性を疑う所見がある場合は，手術は意味のある選択である．超音波検査所見と患者個人の事情は，色々な意味において，臨床的な決断を行う際に考慮される．

2.6　「甲状腺癌取扱い規約」との相違点

　「ベセスダシステム」では，濾胞細胞の含まれていない囊胞液は，囊胞形成性の乳頭癌の可能性が否定できないとして「不適正」にしている．

　しかし，わが国の経験によれば，囊胞液のみの検体が実際には乳頭癌であった例の頻度は「不適正」よりも低く，「良性」とほぼ同等であると報告されている．したがって，「取扱い規約」では，囊胞液のみの標本は適正標本と評価し，「囊胞液のみ」という独立してカテゴリーで扱っている．

第3章

良 性

　甲状腺穿刺吸引細胞診による良性甲状腺結節の判定は信頼されており，臨床的有用性は認識されている．これにより，多くの患者は不必要な手術を受けないですんでいる．ほとんどの甲状腺結節は良性なので，「良性」判定は穿刺吸引細胞診の判定の中では最も多く，全症例の約60〜70％を占める．

　甲状腺細胞診で「良性」の結果を報告する際には,「悪性所見なし（Negative for malignancy）」や「非腫瘍性（Non-neoplastic）」よりも「良性（Benign）」という用語のほうが適切と思われている．微小乳頭癌を除けば，良性判定症例の悪性の危険度はきわめて低く，4％以下であり，1.5％に近い．患者は通常，定期的な臨床検査や放射線検査で経過を観察される．「良性」判定はさらに濾胞性結節性病変や甲状腺炎，あるいは他の頻度の低い病変に細分類することができる．結節性甲状腺腫は穿刺吸引細胞診で最もよく採取される病変である．甲状腺炎の中では橋本病が最も多い．

3.1　濾胞性結節性病変

　結節性甲状腺腫（nodular goiter）は，単発性ないし多発性結節をともなう甲状腺腫大を指す臨床的用語である．結節性甲状腺腫は病理診断用語としては用いられない．過形成，甲状腺炎や腫瘍などのさまざまな病変が，臨床的に腫大した結節を甲状腺に形成する．「WHO組織分類」第5版では，かつてコロイド結節，過形成性結節，腺腫様結節ないし良性濾胞性結節とよばれていた一連の病変には「濾胞性結節性病変（follicular nodular disease）」という用語が提唱された．これらの結節性病変には単クローン性のものも多クローン性のものも含まれている．したがってこれらには過形成性結節と真の腺腫とが混在している．「濾胞性結節性病変」とは，病変が過形成性か腫瘍性かについての言及は避けたものとなっている．

　濾胞性結節性病変は，甲状腺細胞診でも最も頻度の高い病変で，組織学的には結節性過形成，過形成性（腺腫様）結節，グレーブス病，コロイド結節，そして頻度は低いが大濾胞ないし正濾胞構造が優勢な一連の濾胞腺腫（follicular adenoma）として分類される良性病変に類似の細胞所見を示す．これらの色々な組織像を示す疾患の区別は細胞診では不可能であるが，これらはすべて良性病変であり，同様の保存的な方向で臨床的対応がなされるので，区別ができないことは重要ではない．外科病理学では，かつては漠然とした用語である良性濾胞性結節（benign follicular nodule）が，組織学的に濾胞腺腫と過形成性結節の区別ができない時に用いられていたが，最近では過形成か腺腫の区別を避けるために「濾胞性結節性病変」を用いることが推奨されている．濾胞性結節性病変は，細胞診では「良性」を示す濾胞細胞やさまざまな量のコロイド，好酸性細胞やマクロファージによっ

て特徴づけられる．

3.1.1 概　　念

「濾胞性結節性病変」という名称は適正と判断され，良性にみえる濾胞細胞とコロイドがさまざまな比率で構成されている細胞診標本に適用される．「良性」判定の細分類では濾胞性結節性病変を用語として用いてもよい．さらに細胞所見によってはコロイド結節やグレーブス病などの細分類を用いてもよい．

3.1.2 細 胞 所 見

濾胞細胞の出現は少量ないし中等量である．

コロイドの出現はしばしば中等量ないし多量である．コロイドは肉眼的には粘稠で，光沢があり，蜂蜜ないしニスに似た黄色ないし黄金色である．コロイドはロマノフスキー（Romanowsky）染色では暗青色，紫色ないし赤紫色，パパニコロウ（Papanicolaou）染色では緑色ないしオレンジ・ピンク色である（写真3-1）．コロイドの見た目は薄いものも濃いものもある．薄い水様のコロイドはしばしば多くの折り目のある"薄い膜ないしセロファン"様の被覆物を形成する．それらはモザイク様で，時に空隙が生じている．厚い，濃厚なコロイドにはヒアリンが含まれており，しばしば裂け目が生じる．

濾胞細胞は主として単層のシート状に配列し，シート内には蜂の巣様のすき間ができる（写真3-2）．濾胞細胞は時に三次元構造のさまざまな球状ないし半球状の配列を示す（写真3-3，3-4）．微細組織片を形成することもある．微小濾胞がみられることもある（写真3-5）が，濾胞細胞全体の中では一部にとどまる．濾胞細胞は，少量ないし中等量の繊細な細胞質をもっている．細胞質内に緑黒色の顆粒がみられることがあるが，これはリポフスチンかヘモジデリン色素である．

濾胞細胞の核は円ないし卵円型で，ほぼ赤血球大であり，クロマチンパターンは均質で顆粒状である．小規模な核の重なりや密在がみられることがある．核の大小不同がみられる場合があるが，核の著しい淡染性や核膜の不整は示さない．核の重なりや異型のない濾胞細胞の平坦なシートからなる小規模な濾胞がみられることがあるが，腫瘍性の微小濾胞ではない．

フィブリンの中の濾胞細胞は，アーチファクトで核が重なったり，密在しているようにみえることがある．核が裸核になるとリンパ球に間違われることがある．

乳頭状の過形成はしばしばみとめられる．

多量のコロイドにより，濾胞細胞は縮んだり，紡錘型になったり，変性したりすることがある．

マクロファージは普通によくみとめられ，ヘモジデリンを含有していることがある．

特に囊胞性病変では，局所的に修復性変化がみとめられることがある．その囊胞を裏打ちする細胞は，腫大した核，細顆粒状クロマチン，組織培養細胞のような扁平上皮様ないし紡錘形を示す．局所的に核異型がみられることがある．

3.1.3 判 定 の 実 際

手術材料の中で被包化された濾胞構造を示す結節の鑑別診断の対象となる主なものは，過形成性／腺腫様結節，濾胞腺腫，濾胞癌，乳頭癌濾胞亜型，乳頭癌様の核所見をもつ非浸潤性甲状腺濾胞

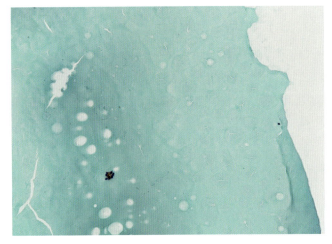

写真3-1　良性（腺腫様甲状腺腫）．背景に多量のコロイドがみられる．左下に濾胞細胞が小濾胞状に配列している．

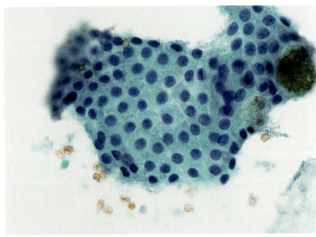

写真3-2　良性（腺腫様甲状腺腫）．濾胞細胞がシート状に配列し，蜂窩状構造を示している．

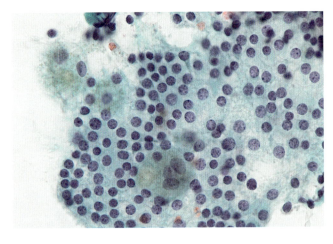

写真3-3　良性（腺腫様甲状腺腫）．濾胞細胞が濾胞状に配列している．背景には組織球がみられる．

性腫瘍（NIFTP）である．乳頭癌濾胞亜型とNIFTPは，まず特徴ある核所見によって認識される．濾胞腺腫と濾胞癌のほとんどは単発で，完全に被膜で囲まれている．索状／充実性ないし小濾胞構造が優勢である．したがって，細胞診では「濾胞性腫瘍」ないし「意義不明な異型」と報告されることが多い．濾胞腺腫や濾胞癌で大濾胞パターンや正濾胞パターンが優勢のこともある．したがって，

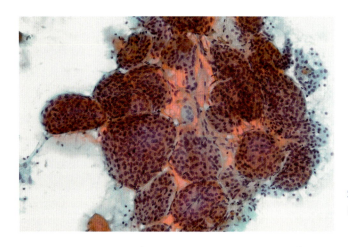

写真3-4 良性（腺腫様甲状腺腫）．大小不同の，結合性のよい濾胞が集簇して出現している．

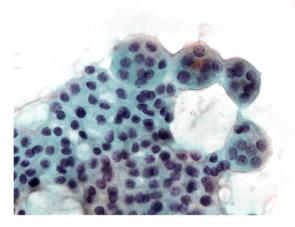

写真3-5 良性（腺腫様甲状腺腫）．濾胞細胞が小濾胞状に配列している．

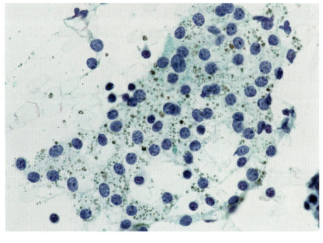

写真3-6 良性（腺腫様甲状腺腫）．傍空胞顆粒を有する濾胞細胞がシート状に配列している．

組織標本では，索状，充実性あるいは小濾胞構造をもつほとんどの結節は，浸潤所見の有無によってそれぞれ濾胞癌，濾胞腺腫と診断される．一方，正濾胞性パターンないし大濾胞性パターンを示すほとんどの結節は過形成性結節と診断される．濾胞腺腫と過形成性結節は組織学的所見が重なりあうために，両者の区別は困難である．分子レベルの研究では，クローン性増殖のものと非クロー

ン性増殖のものが混在していることが明らかにされた．「WHO組織分類」第5版によって提唱された「濾胞性結節性病変」は，過形成と腫瘍を分けずに用いることができる．

孤在性か多発結節か，あるいは被包されているかいないかなどの組織学的所見は，穿刺吸引検体では明らかにできないので，「濾胞性結節性病変」は，特に細胞診報告様式で使われる傾向がある．このように濾胞性結節性病変は，細胞成分が少なくコロイドが豊富なコロイド結節，または結節性甲状腺腫から中等量の細胞はあるがコロイドがわずかな過形成性（腺腫様）結節までも含む，細胞学的には良性の病変で，形態学的には多様なグループを記述する際には都合がよい．好酸性細胞が混在する良性濾胞細胞の蜂の巣様シートの優勢像とさまざまな量のコロイドの存在は，濾胞性結節性病変の特徴である．

細胞質内のリポフスチンやヘモジデリン顆粒は良性結節によくみられる（写真3-6）が，診断的意義はない．これらは悪性腫瘍でも観察される．

水様のコロイドは，通常用いられているディフ・クイック染色（Diff-Quick stain）のようなロマノフスキー染色では明瞭であるが，パパニコロウ染色では明瞭ではない．水様のコロイドは，血液の混在した標本では血清と間違うことがある．塗抹標本の水様のコロイドを見分ける有用な鍵は，コロイド内のひびやしわの存在や濾胞細胞を取り囲んでしばしば空隙を作る傾向を示すことである．多量のコロイドのみ（たとえば塗抹標本の表面の大部分を覆うコロイド）で，濾胞細胞がほとんどない，あるいはまったくない標本は濾胞性結節性病変と考えられ，「良性」と報告される．さらにコロイド結節を"示唆する（suggestive of）"ないし，コロイド結節に"相当する（consistent with）"と追記してもよい．このような場合は，形態がよく保たれ，観察しうる少なくとも10個の濾胞細胞が形成する集塊が6個以下であっても濾胞性結節性病変と判断してよい．多量のコロイドの中では，良性の濾胞細胞は紡錘形になったり，ばらばらになったりする．

濾胞性結節性病変の細胞所見や診断精度は，従来法でも液状処理法でも一般的には変わらないが，若干の相違点もある．コロイド量は，従来法よりも液状処理法のほうが少ないが，核の詳細な観察ではまさっている．良性にみえる濾胞細胞は比較的小規模な単層のシートとして配列し，シートあたりの細胞数は通常20〜25個以下である．細胞は淡い青色の細胞質と小さい暗調の核をもつ．厚みのあるコロイドは濃厚な暗青色またはオレンジ色の滴状物として出現する．水様のコロイドは薄いティッシュペーパー様のシートとして出現する．マクロファージは豊富な淡青色の細胞質と，腫大した淡い核と著明な核小体をもつ．膨大細胞は結合性が乏しく，従来法の塗抹標本に比べると縮んでみえる．核型は不整で，核の大小不同があり，核小体は明瞭である．

濾胞細胞が「不適正」基準に相当するほどの少量しかない甲状腺嚢胞では，吸引物は"嚢胞液のみ"とコメントに付記して，「不適正」と判定しなければならない．

吸引物が主にタンパク性の物質であったり，炎症細胞であったり，あるいは少量の変性した扁平上皮または線毛円柱細胞の際には，甲状舌管嚢胞（thyroglossal duct cyst）が甲状腺嚢胞の鑑別診断にあげられる．診断にあたっては，適切な臨床情報（前頸部の正中頸嚢胞，通常は甲状腺峡部の上方あるいは舌骨の下方だが，まれに正中のちょうど側方のこともある）によって示唆を得ることができる．成熟した扁平上皮細胞や無核の扁平上皮が優勢を占めることはまれである．そのような場合には，その嚢胞は鰓弓嚢胞（branchial cleft cyst）が採取されたものであることがある．副甲状腺嚢胞は臨床的にも細胞診でも甲状腺嚢胞に間違われることがある．しかし，副甲状腺嚢胞から吸引

された液状物は，水様で明調な肉眼所見が特徴であり，しばしば細胞はみられないか，あるいは存在してもわずかである．濃染核とわずかな小円形細胞が，シート状ないし小濾胞状に配列する結合性のある集塊としてまれにみとめられる．副甲状腺囊胞の診断は免疫染色所見（パラトルモン，クロモグラニン，GATA3染色は陽性，サイログロブリン，TTF-1は陰性），または囊胞液のパラトルモン値の上昇，あるいはこの双方の所見により確定できる．

　細胞量の豊富な濾胞性結節性病変は，濾胞性腫瘍が考慮されるが，細胞数が多いだけでは「濾胞性腫瘍」と判定するには十分ではない．濾胞細胞の密在や重なりあい，核の腫大そして合胞ないし微小濾胞形成がみられることが濾胞性腫瘍としての判定にとっての重要な所見である．微小濾胞構造だけでは腫瘍や意義不明とはされない．濾胞性結節性病変にはわずかに微小濾胞を含むものもあるが，明瞭な核腫大や核の密在や重なりあいはみられない．標本の一部のみに微小濾胞があるが，大部分が大濾胞成分であれば「良性」と判定される．大濾胞成分の大きさは大きいものから小さいものまで幅がある．良性にみえる濾胞細胞の小集塊を腫瘍性の微小濾胞と間違えてはならない．

　乳頭状過形成（papillary hyperplasia）は，組織学的には過形成性結節ないし腺腫に関連する良性の増殖と定義されており，通常，線維血管性の芯（fibrovascular core）の周囲に濾胞細胞が単層に配列する．線維血管性の芯をもつ真の乳頭状構造のある乳頭状過形成は，吸引物中ではまれにしかみとめられない．しかし，この所見をみた場合は，診断には慎重を要する．線維血管性の芯のようにみえる間質組織をともなう濾胞細胞の大型集塊はよくみられる．乳頭癌の核所見がなければ，「良性」と判定される．

　好酸性細胞があるからといって膨大細胞性濾胞性腫瘍（oncocytic follicular neoplasm: OFN）と判断してはならない．少数の膨大細胞は濾胞性結節性病変にはよくみられる．好酸性細胞が濾胞性結節性病変において，著明な，あるいは優勢な成分であることもある．また，好酸性細胞に部分的に著しい核の大小不同や大型核（少なくとも2倍の大きさの濃染核）がみられることがある．「濾胞性腫瘍（膨大細胞性濾胞性腫瘍）」という判定は，全体が，あるいはほぼ全体が膨大細胞で構成されている細胞量の多い吸引物に限られるべきである．多量のコロイドと均質な好酸性細胞が優勢な吸引物は，臨床所見と合致すれば濾胞性結節性病変と判断してよい．

　乳頭癌の核所見のあるコロイドの豊富な吸引物では大濾胞型乳頭癌（macrofollicular subtype of papillary carcinoma）を見逃さないように判定しなければならない．大濾胞型乳頭癌では著しい核重積のない平坦なシートが出現する．低倍率でみると，良性の甲状腺濾胞細胞に似ている．濾胞性結節性病変の所見を示す吸引物には，しばしば修復性変化を示す細胞群が混在する．これらの所見を乳頭癌の所見と混同しないことが重要である．形状不整などの核異型が反応性／修復性変化として受け入れられる段階を超える場合は，異型の広がりや程度によって「意義不明な異型」ないし「悪性の疑い」と判定される．

　黒色甲状腺（ブラック・サイロイド：black thyroid）は，にきびのような皮膚疾患にテトラサイクリン系の抗生物質（たとえば，ミノマイシン）を慢性的に処方された患者の甲状腺濾胞細胞に色素沈着がみられる．濾胞細胞には多量の暗褐色の細胞質内色素が出現する．この色素はヘモジデリンよりは濃く，メラニンに類似している．フォンタナ・マッソン（Fontana-Masson）染色で染色される．

　アミロイド甲状腺腫（amyloid goiter）は，アミロイド沈着により，臨床的に明らかな甲状腺腫大を示すまれな病変である．原発性および続発性アミロイドーシス（amyloidosis）をともない，甲状

腺がびまん性，両側性におかされる．患者の多くは，嗄声，嚥下困難，呼吸困難などの症状を訴える．穿刺吸引細胞診では，形態学的にはコロイドに似た紫色ないしピンク色・オレンジ色の不定形物質がみられるが，その中に線維芽細胞が埋め込まれているので，本疾患であることがわかる．局所的なアミロイド沈着は，甲状腺髄様癌でもみられる．

3.2　グレーブス病（バセドウ病）

　グレーブス病（Graves' disease）は，わが国ではバセドウ病（Basedow disease）とよばれている．グレーブス病は，自己免疫性，びまん性，過形成性甲状腺疾患で，中年女性によくみられる．通常は甲状腺機能亢進症により臨床的に診断される．ほとんどの患者の甲状腺は，結節性というよりも，むしろ，びまん性腫大を示す．一般に，診断のためには穿刺吸引細胞診は必要とされないが，大きい結節や非機能性の結節には，時に悪性病変の共存が疑われることがあり，その際には穿刺吸引細胞診が施行される．グレーブス病の細胞像は非特異的であり，臨床所見との対比が診断確定のためには必要とされる．時に，治療を受けたグレーブス病では小濾胞構造が目立ち，著しい核の重なりあいや密在，そしてかなりの核の大小不同がみられる．これらの所見を，悪性ないし腫瘍性であると過剰な診断を下してはならず，放射性ヨウ素治療の既往について調べる必要がある．

3.3　リンパ球性甲状腺炎

　リンパ球性甲状腺炎（lymphocytic thyroiditis）には橋本病，亜急性リンパ球性甲状腺炎（subacute lymphocytic thyroiditis）[出産後甲状腺炎（postpartum thyroiditis），無痛性甲状腺炎（silent thyroiditis）]，局所性リンパ球性（無痛性）甲状腺炎などの種々の病態が含まれる．リンパ球浸潤はグレーブス病，濾胞性結節性病変，IgG4関連甲状腺炎（IgG4-related thyroiditis）にも随伴する．

　橋本病は中年女性が最もかかりやすいが，どの年齢にもみられる．患者にはしばしばびまん性の甲状腺腫大が生じる．穿刺吸引細胞診は結節が形成されたり，その結節が増大した時のみ施行される．橋本病は通常，循環性のサイログロブリン抗体や抗甲状腺ペルオキシダーゼ（抗ミクロソーム）抗体陽性である．組織学的に，橋本病では甲状腺内にリンパ球・形質細胞のびまん性浸潤，リンパ濾胞，好酸性化生およびさまざまな程度の線維化と萎縮がみられる．

　リンパ球性甲状腺炎を，たとえば橋本病というようなサブタイプに分けるためには，細胞診の所見だけではなく，臨床情報や血清の情報が必要である．

3.3.1　概　念

　リンパ球性甲状腺炎であるとの診断は，良性甲状腺濾胞細胞か好酸性細胞か，あるいはこれら双方を随伴する多数のリンパ球からなる細胞診標本に適用される．

3.3.2　細 胞 所 見

　標本は通常，細胞量は豊富である．進行した線維化，あるいは血液で薄められた状態では細胞量は少ない．リンパ球性甲状腺炎の判定のための濾胞細胞や膨大細胞の数の下限は決められていない．

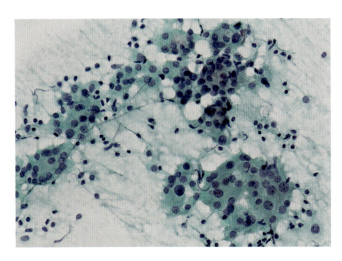

写真3-7 良性（橋本病）．好酸性濾胞細胞が小濾胞状に出現している．背景にはリンパ球がみられる．

好酸性細胞が出現している場合には，シート状配列を示すか，あるいは孤立細胞としてみとめられる．好酸性細胞は顆粒状の広い細胞質，大型核，著明な核小体をもっている（写真3-7）．好酸性細胞の核は大小不同が著しいことがある．時に，核内明澄部の散在性出現や，核の溝などの軽度核異型がみとめられる．

リンパ球の構成はさまざまで，小型成熟リンパ球，大型の反応性リンパ球，時には形質細胞も含まれる．リンパ球は背景や，あるいは上皮細胞の集塊内にみられる．正常のリンパ濾胞とリンパ球，組織球の集簇もみられる．

吸引検体中に好酸性細胞またはリンパ球が優勢である場合は，各々膨大細胞腫瘍，あるいはリンパ球増殖性疾患の可能性がある．

3.3.3 判定の実際

橋本病は最もよくみられる自己免疫疾患で，ヨウ素の値は十分ながら甲状腺機能低下を招く最大の要因でもある．患者には通常びまん性，左右対称性の甲状腺腫大がみられる．しかし，時に腫大が限局性のことがあり，その場合は腫瘍の疑いが生じる．橋本病は長年にわたり臨床的に定義の明瞭な疾患とされてきたが，今日ではさまざまな病態の集合と考えられている．IgG4関連甲状腺炎はリンパ球性甲状腺炎の新しいサブタイプで，IgG4陽性形質細胞に富む炎症反応と高度の線維化によって特徴づけられている．現在では，線維化をともなう橋本病のかなりの部分と，古典的橋本病の一部は，IgG4関連疾患に属すると考えられている．しかしながら，組織所見がIgG4関連疾患の診断確定のための基準とされており，細胞診では診断の特定はできない．IgG4陽性形質細胞の増加は，他の炎症性疾患や悪性疾患でも観察される．他のほとんどのIgG4関連疾患とは異なり，IgG4関連甲状腺炎は甲状腺内にとどまり，全身症状を示さない．

3.4 亜急性甲状腺炎

亜急性甲状腺炎（subacute thyroiditis）は，肉芽腫性甲状腺炎（granulomatous thyroiditis），ドゥケルバン甲状腺炎（de Quervain thyroiditis）ともよばれる甲状腺の自己限定性（self-limited）炎症性

甲状腺疾患で，通常は臨床的に診断される．ウイルス感染によるものと考えられている．穿刺吸引細胞診は，一般には悪性病変の共存の可能性を示唆する結節形成がある場合にのみ施行される．肉芽腫がなければ，細胞診は非特異性炎症所見を示す．

3.4.1 細胞所見

　細胞量は一定せず，病変の進行度合いによって異なる．肉芽腫（類上皮細胞の集塊）は，多数の多核巨細胞とともに出現する（写真3-8）．初期では，急性甲状腺炎と同じように，多数の好中球や好酸球がみとめられる．病期が進行すると，塗抹標本の細胞量は少なくなる．塗抹標本にはコロイドを取り囲む巨細胞や類上皮細胞，リンパ球，マクロファージ，多数の変性した濾胞細胞がみられる．消退期では，巨細胞や炎症細胞はみられない．時に，評価には適さないと判定されることがある．

3.4.2 判定の実際

　最近では，COVID-19感染をともなう亜急性肉芽腫性甲状腺炎が症例報告されている．甲状腺炎は，ステロイド療法によってほとんどの患者は完全寛解する．

3.5　急性化膿性甲状腺炎

　急性化膿性甲状腺炎（acute suppurative thyroiditis）はまれではあるが，感染症の潜在性を秘めた病変である．一般的には，咽頭梨状陥凹瘻（pyriform sinus fistula）や免疫不全疾患のある小児にみられる．

(1) 細胞所見

　多数の好中球に壊死，フィブリン，マクロファージや血液をともなっている．
　反応性濾胞細胞は少数で，コロイドは欠如している．
　細菌性または真菌性病原体が時折背景にみられる．穿刺吸引細胞診や病原体の培養や特殊染色は病態の判定の助けになる．

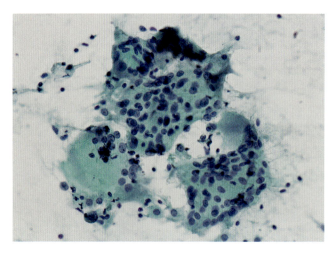

写真3-8　良性（亜急性甲状腺炎）．多核巨細胞がみられる．背景には濾胞細胞はなく，少数のリンパ球や組織球が出現している．

3.6 リーデル甲状腺炎（リーデル病）

リーデル甲状腺炎（Riedel thyroiditis；リーデル病，Riedel disease）は甲状腺炎の中では最もまれな疾患である．甲状腺に進行性の線維化を引き起こし，頸部の軟組織内へも広がる．リーデル甲状腺炎は，全身性のIgG4関連疾患が甲状腺に現れたものと考えられており，患者の3分の1には，他臓器に線維化病巣がある．硬くて可動性のない甲状腺の腫瘤は，臨床的には未分化癌やリンパ腫にも類似している．

標本上に細胞成分がないこともしばしばある．コラーゲンの束や特徴のない紡錘形細胞がみられることがある．コロイドや濾胞細胞は，通常はみられない．

(1) 判定の実際

細胞所見は，急性甲状腺炎，亜急性甲状腺炎，リーデル甲状腺炎ではしばしば非特異的であるが，橋本病と重複している症例もある．硬化性変化を示すリンパ腫や線維化巣をもつ未分化癌のような悪性病変が随伴している可能性を除外するためには，注意深い観察が必要とされる．

3.7 臨床との関連

細胞診で「良性」と判定された結節のうち，手術されるのはわずかな症例のみ（約10％）なので，細胞診で良性甲状腺結節に癌が随伴する危険度を推定するのは困難である．穿刺吸引細胞診の結果にかかわらず，すべての患者が手術を受ければ，信頼できる偽陰性率を推定することができる．しかし，これは実際的ではなく適切とはいえない．公表された多くの研究結果では，穿刺吸引細胞診の「良性」判定は，0～3％と想定されており，偽陰性率は非常に低い．

2015年版の米国甲状腺学会（American Thyroid Association：ATA）の甲状腺結節の臨床的対応に関するガイドラインは，細胞診陰性の場合は，これ以上の診断や治療は行わないようにと強く要請している．甲状腺細胞診陰性例では悪性の危険度は非常に低いので，米国甲状腺学会のガイドラインは，経過観察は超音波所見に基づく危険度の段階ごとに決めることを，以下のように推奨している．

(1) 超音波所見で「悪性の疑い」が高度の結節：12カ月以内の超音波検査の再検と，超音波ガイド下の穿刺吸引細胞診．

(2) 超音波所見で「悪性の疑い」が軽度～中等度の結節：12～24カ月での超音波検査の再検．増殖が観察される場合，または新たに疑わしい超音波所見が得られた場合には，穿刺吸引細胞診を再検するか，あるいは超音波検査を繰り返す．増殖が引き続いている場合には穿刺吸引細胞診の再検を行う．

(3) 超音波所見で「悪性の疑い」の可能性が非常に低い結節：超音波検査による経過観察の利点は限られている．超音波検査の再検をする場合は，24カ月以降でよい．

第4章
意義不明な異型

「ベセスダシステム」では，細胞診の判定で鑑別の困難な判定に対するカテゴリーが細胞異型の内容や悪性の危険度によって3分されている．「意義不明な異型(Atypia of Undetermined Significance: AUS)」，「濾胞性腫瘍(Follicular Neoplasm: FN)」，「悪性の疑い(Suspicious for Malignancy: SOM)」である．

「意義不明な異型」はこれらのうちで，悪性の危険度が最も低い．「意義不明な異型」は"核異型のあるもの(AUS with nuclear atypia)"と"それ以外のもの(AUS-Other)"とに細分類される．悪性の危険度は前者のほうが高い．なお，それ以外のタイプの例としては，構造異型のみがあって核異型のないものがあげられる．膨大細胞が優勢な「意義不明な異型」はそれ以外の「意義不明な異型」と比べて悪性度は低い．

乳頭癌様の核異型をもつNIFTPの扱いの違いによって，「意義不明な異型」の悪性の危険度は異なる．NIFTPを癌から除外すると「意義不明な異型」の悪性の危険度は低下する．NIFTPによって「意義不明な異型」の悪性の危険度は6～20％減少すると想定されている．

4.1 概　念

「意義不明な異型」は鑑別困難な例のひとつで，「濾胞性腫瘍」，「悪性の疑い」，「悪性」のいずれにも分類できない異型を示すものを指す．他のカテゴリーに相当しない場合に，除外診断的に用いられる．

「意義不明な異型」の診断再現性は決して高くない．「意義不明な異型」の診断頻度の低い検査室では，逆に「濾胞性腫瘍」の診断頻度が増加することが知られている．これは「意義不明な異型」に分類される症例の一部が「濾胞性腫瘍」と診断された可能性があることを示す．同様に，「意義不明な異型」と「不適正」の間にも逆の関係がある．

4.2 細胞所見

「意義不明な異型」は細分類して用いることが推奨される．用語は記述的表現の使用が望ましい．具体的には"乳頭癌を除外して下さい(rule out papillary carcinoma)"ではなく，"核異型(nuclear atypia)"などのように記載する．前者の記述は直接的に"癌"という病名を記しており，癌の危険性の高いカテゴリーである「悪性の疑い」と臨床医が混同し，誤解して患者を過剰治療する危険性があるからである．

「意義不明な異型」でも細胞少数や塗抹不良であれば，穿刺吸引細胞診の再検査が有用である．異型が軽度でも細胞量が十分であれば遺伝子検査の選択が可能である．

4.2.1 核異型のある意義不明な異型（AUS with Nuclear Atypia）

（1） 局所的核異型

ほとんどの細胞は良性だが，少数の細胞には核腫大，淡明なクロマチン，核形不整がみられる．橋本病患者によくみとめられる．核内細胞質封入体は一般には出現しないが，まれにみられるだけならば「意義不明な異型」と判定してもよい．しかし，他にも乳頭癌を疑う所見があれば「悪性の疑い」とすべきである．他方，細胞が少数であれば「悪性の疑い」とせずに，「意義不明な異型」と判定する．

（2） 広汎だが軽度の核異型

やや淡明な核と，核縁不整をともなう軽度の核の増大を多数の細胞にみとめる時，「悪性の疑い」ではなく「意義不明な異型」とする（写真4-1）．核内細胞質封入体はないことが多い．

（3） 異型のある囊胞壁細胞

囊胞壁をおおう濾胞上皮の修復細胞や間質細胞の多くは「良性」と判定される．ただし，これらはまれに異型を示すことがあり，「意義不明な異型」と判定される．囊胞壁を被膜する異型細胞には核の溝や，核小体腫大がみられることがあり，核や細胞質が引き伸ばされたように変形し，まれに核内細胞質封入体がみられることがある．

（4） 組織球様の細胞

囊胞性乳頭癌からの検体中に，組織球に類似した（histiocytoid）乳頭癌細胞がみられることがある（写真4-2）．これらは組織球との鑑別が難しく，乳頭癌の診断が困難なことがある．囊胞性乳頭癌の細胞材料では，組織球に類似した乳頭癌細胞のほかに多数の組織球と少数の良性濾胞細胞が含まれている．組織球に類似した乳頭癌細胞は組織球よりも大きく，結合性を示さず，弧在性の細胞として出現する．時には結合性を示し，小濾胞状配列や細胞集塊として出現する．

囊胞液のセルブロック標本による免疫染色は有用である．上皮細胞マーカーのケラチンは，乳頭癌細胞に陽性であり，組織球ではCD68，CD163，PU.1が陽性である．

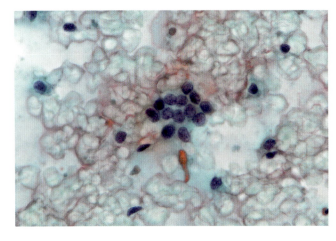

写真4-1 核異型のある意義不明な異型（乳頭癌）．クロマチンはやや微細で，核形不整や核の溝を有する細胞が出現している．

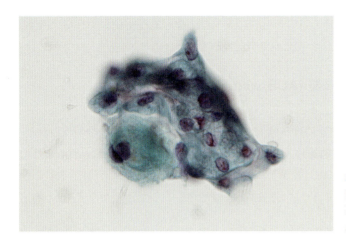

写真4-2 核異型のある意義不明な異型(乳頭癌).クロマチンはやや微細で,核形不整や空胞状細胞質を有する組織球様異型細胞が出現している.

(5) 核異型および構造異型

前述の軽度細胞異型には,小濾胞構造の増加や重積性細胞集塊の密在などの構造異型をともなうことがある.核異型のみの場合と,構造異型を混在する場合とでは,悪性の危険度に変わりはない.

4.2.2 その他の意義不明な異型(AUS-Other)

(1) 構造異型

細胞数の少ない標本において,コロイドのない背景の中に少ない濾胞細胞が小濾胞状ないし密在する重積性細胞集塊を示すことがある.この細胞所見は,悪性の危険度は低いが,もしより多くの細胞が採取された時には「濾胞性腫瘍」と判定される可能性があることから,「不適正」と診断せず,「意義不明な異型」と診断することが妥当と思われる.甲状腺内の副甲状腺病変から採取された場合には,甲状腺の濾胞性病変との鑑別は,形態学的所見のみでは困難である.

中等度ないし多量の細胞が出現している標本に,前述の構造異型が50〜70％の濾胞細胞にみとめられる場合は「濾胞性腫瘍」と判定される.しかし,この所見は大濾胞構造が多数みられる中に少量の小細胞集塊が混在している「良性」所見と混同してはならない.核異型はないかごく軽度で,典型的な核構造異型のあるこのようなパターンは,*DICER1*突然変異のある結節によくみられる.小児は,*DICER1*突然変異は,結節性甲状腺腫や濾胞性腫瘍によくみられる.

核異型のない細胞からなる小濾胞構造が部分的に目立つ場合,全体的に「濾胞性腫瘍」と判定できなければ「良性」としてよい.

(2) 異型のある好酸性細胞

細胞量の少ない標本で,背景にコロイドがない中に,膨大細胞性細胞質をもつ濾胞細胞を少数みとめることがある.この場合は癌の危険度は大変低いが,「意義不明な異型」の診断が妥当である.細胞採取がうまく行われ,多くの細胞が得られた時には,「意義不明な異型」の可能性があるからである.

細胞量が十分得られた標本で,多量の好酸性細胞がみられるが,臨床診断が良性で,橋本病や多結節性甲状腺腫などであれば「意義不明な異型」の診断が妥当である.

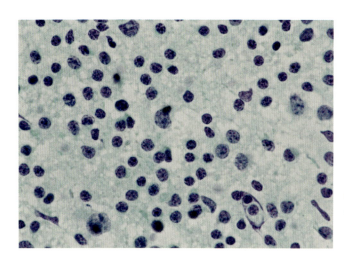

写真4-3 その他の意義不明な異型（節外性辺縁帯B細胞リンパ腫）．小型から中型のリンパ球が出現している．濾胞細胞はみられない．

（3） 特別な所見をともなわない異型

特別な所見をともなわない異型（atypia, not otherwise specified / atypia NOS）の例としては，濾胞細胞の一部に核腫大や著明な核小体がみられる場合があげられる．その他，乳頭癌の核所見をもつ濾胞細胞がない場合の砂粒体などもその例である．

（4） リンパ腫との鑑別を要する異型リンパ球

異型の程度が「悪性の疑い」とはいえないほどの異型リンパ球がみられる場合（写真4-3）は，穿刺吸引の再検によるフローサイトメトリーが望ましい．リンパ腫以外に胸腺の病変も鑑別にあげられる．

4.3 判定の実際

「意義不明の異型」の判定頻度は，施設により大きな違いがある．「意義不明の異型」の判定基準確立の努力にもかかわらず，診断の再現性は必ずしも十分なものではない．「ベセスダシステム」では「意義不明の異型」の判定頻度を精度管理の指標にすることを求めており，その比率が全甲状腺穿刺吸引細胞診検体の3％を超えないことを提案している．

「ベセスダシステム」は「意義不明の異型」をさらに，"核異型のあるもの"と"それ以外のもの"に2分して用いることを推奨している．この細分類によって，穿刺吸引細胞診の再検か，分子レベルの検査か，あるいは手術か，そして手術の範囲は，などの次の段階の患者の扱いについての示唆を与えることができる．

細胞少数，乾燥による検体不良，血液混入多量で細胞集塊の観察困難／凝血のために構造異型があるようにみえる場合でも，他の部分に観察可能な細胞が診断に十分な量があれば，「良性」と診断する．もし観察される濾胞細胞に異型があれば，「不適正」ではなく，標本適正と判定し，「意義不明な異型」以上の判定を選択する．

「意義不明な異型」は安易に使うべきものではない．他のカテゴリーに入れることができない時の最後の落としどころである．たとえば，少数の膨大細胞や囊胞壁の細胞に，核の溝，細顆粒状クロマチンや淡染するクロマチンがみとめられても，「良性」と判定できる濾胞細胞が多数あり，コ

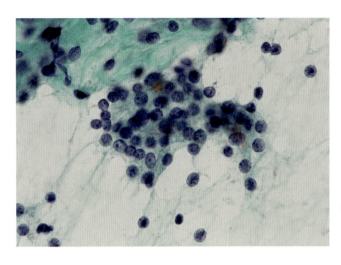

写真4-4 核異型のある意義不明な異型（NIFTP）．やや明るいクロマチンパターンを示す細胞が小濾胞状に出現している．

ロイドも多量にみられる標本であれば，「意義不明な異型」と判定せずに「良性」とする．孤在性の濾胞細胞に核の増大，淡染するクロマチン，核の溝が，一部の細胞だけにみられる場合や，小濾胞状細胞集塊を少数みとめる場合でも，「良性」と判定されうる濾胞細胞が多数あり，コロイドも多量にみられる標本であれば，これを「意義不明な異型」とせず「良性」に判定する．これらの細胞に混じって大濾胞細胞集塊が大多数を占める時は「良性」と判定する．乳頭状増生があっても，乳頭癌の核所見がなければ，良性の乳頭状の過形成であり，「良性」と判定する．

　濾胞型乳頭癌やNIFTPには軽度の細胞異型が広い範囲にみられることがよくある．NIFTPは濾胞型乳頭癌に比較すると，小濾胞構造の出現頻度が高い傾向にある（写真4-4）．しかし，NIFTPと濾胞型乳頭癌あるいは他の濾胞構造を示す病変との鑑別は，細胞診のみではできない．濾胞性腫瘍で核異型が目立つ場合は「悪性の疑い」と判定される．NIFTPでは核内細胞質封入体はまれである．核内細胞質封入体が明らかに出現している場合は「悪性」と判定する．いずれにしても，判定が困難な症例では専門家へのコンサルテーションが推奨される．NIFTPは細胞診では診断できないので，外科の立場からは診断目的の葉切除の対象になる．

　「意義不明な異型」は通常濾胞細胞の異型を指すが，濾胞細胞以外，たとえば非上皮性細胞の異常であってもまれには適応される．その例としては，「悪性の疑い」とするには軽い異型を示すリンパ球や，単調なリンパ球の増生を，橋本病の患者や，若干の多様性を残すが，多量のリンパ球が甲状腺結節性病変から得られた場合，低悪性度B細胞リンパ腫である節外性辺縁帯B細胞リンパ腫の可能性を否定できない．クローン解析ができない場合は，「意義不明な異型」と判定し，フローサイトメトリーのための穿刺吸引細胞診の再検を勧めることが望ましい．

4.4　臨床との関連

　米国甲状腺学会の2015年版ガイドラインでは，初回の検査で「意義不明な異型」と判定された成人症例の多くは，手術ではなく穿刺吸引細胞診の再検や分子検査を勧めるべきとされている．穿刺吸引細胞診の再検により，明確な細胞診判定が下される症例は少なくない．「意義不明な異型」とされた例で，再検でもやはり"意義不明"であったものの確率は約10〜30％である．

「意義不明な異型」のある結節の分子検査は，診断のための手術の必要性を減少させることができる．分子検査では，突然変異，融合，遺伝子発現，コピー数の変異，マイクロDNAが評価の対象となる．分子検査の結果を総合すると，核異型のない「意義不明な異型」に比較して，構造異型だけの「意義不明な異型」は分子検査陰性（negative molecular test），すなわち良性細胞の比率（benign cell ratio: BCR）が高い．膨大細胞癌（oncocytic carcinoma）および腺腫にはミトコンドリアDNA突然変異が高頻度に出現していることが示されている．

手術するか，経過観察にするかは，細胞診，分子検査，臨床所見，画像所見，臨床的危険因子，患者の状態をもとに総合的に決められる．手術で結節を切除された「意義不明な異型」症例の悪性の危険度は，報告によって大きなばらつきがある．「意義不明な異型」を亜型によって2分すると，核異型のある亜型の悪性の危険度は36〜44％であるのに対して，その他のパターンの亜型の危険度は15〜23％と開きがある．

以上は成人例を対象とした記述である．米国甲状腺学会のガイドラインでは，「意義不明な異型」の小児例については，診断のための手術をより積極的に推奨している．成人よりも小児のほうが結節の悪性率が高いためとされているが，それでも「意義不明な異型」と判定された結節の過半数は良性である．小児に診断のための手術を勧めることは過剰診療につながる可能性がある．

第 5 章
濾胞性腫瘍

　濾胞構造をもつ濾胞細胞性病変にはこれまでにさまざまな用語が用いられてきたが，「ベセスダシステム」第3版では「濾胞性腫瘍（Follicular Neoplasm: FN）」に統一された．
　濾胞状構造を示す病変にはさまざまなものがあり，これらの細胞所見は互いに重なりあっている．濾胞性結節性病変，濾胞腺腫，浸潤性濾胞型乳頭癌，濾胞癌，NIFTPがこれらに含まれる．穿刺吸引細胞診だけで正確に診断することは困難であるが，特定の細胞所見は，腫瘍性病変の可能性の高い例を抽出するのに有用である．穿刺吸引細胞診はこの観点から，癌の可能性が高い結節症例のスクリーニングのために用いられる．濾胞癌の最終診断には，葉切除された組織において被膜浸潤，脈管浸潤を確認し，病理組織学的診断根拠を示すことが必須である．被膜浸潤や脈管浸潤は細胞診では指摘できない．細胞診実施施設での「濾胞性腫瘍」の判定は，甲状腺穿刺吸引細胞診の全検体数の約7％といわれている．

5.1　概　念

　「濾胞性腫瘍」の細胞数は中等量ないし多量で，濾胞細胞で構成されている．構造異型としては，小濾胞形成，細胞の著しい密在，索状配列がみられる．細胞が孤立散在性に出現することもある．
　多くの症例では「濾胞性腫瘍」カテゴリーの濾胞細胞には核異型はなく，正常大，円形で，クロマチンはやや濃染している．核小体は目立たないか，ないしはみとめられない．核の溝，核内細胞質封入体，核の淡明化はみられない．
　しかし少数例では，核腫大，核の形状不整，淡明なクロマチンなどの軽度の核異型がみられる．これらの症例は，真の乳頭状構造がなく，核内細胞質封入体がないか，あるいはまれであれば「濾胞性腫瘍」と判定してよい．構造のパターンが典型的な濾胞性腫瘍であっても，乳頭癌を思わせるような軽い核異型がみられる症例には，NIFTPや濾胞型乳頭癌の可能性も否定できない．これらは細胞診では明確に判断できない旨を，臨床医にはコメントとして報告書に記載する必要がある．

- 「濾胞性腫瘍」判定の除外例（1）
　前述の構造上の所見があるが，細胞数がきわめて少ない場合は「意義不明な異型」と判定する．
- 「濾胞性腫瘍」判定の除外例（2）
　淡明核や多数の核内細胞質封入体などの著明な核異型や，真の乳頭状構造，砂粒体のすべてあるいは一部がみられた場合は，濾胞性腫瘍ではなく所見の内容により「悪性」ないし「悪性の疑い」と判定する．

5.2 細胞所見

(1) 細胞量
細胞量は中等度以上である．

(2) 構造
濾胞細胞からなる小濾胞構造と細胞の密在が特徴的である（写真5-1，5-2）．頻度は低いが，索状配列や孤立散在性の細胞出現もみられる．

(3) 細胞質
細胞質は少ないか，あるいは中等度である．

好酸性細胞性変化は一般的にはみとめられないが，時に部分的にみとめられることがある．前述の構造の特徴を示す症例で好酸性変化が著明にみとめられれば，「濾胞性腫瘍－膨大細胞性濾胞性腫瘍」と判定される．

(4) 核

定型例では，核は正常大，円形で，クロマチンはやや濃染している．核小体は不明瞭か，あるいはみとめられない．

まれな例としては，NIFTPや濾胞型乳頭癌が疑われるものがある．これらの症例の軽度ないし部分的な乳頭癌様の核異型は，具体的には以下のようである．

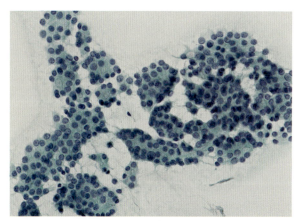

写真5-1 濾胞性腫瘍（濾胞腺腫）．比較的平面的な小濾胞状集塊がみられる．

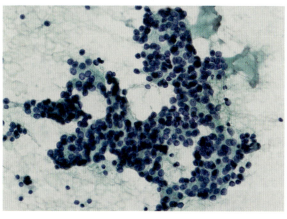

写真5-2 濾胞性腫瘍（濾胞癌）．小濾胞状集塊がみられる．核は密在し，立体的に配置している．

- 核の大きさと形状：核腫大，核の重なりあい，あるいは伸長
- 核膜の不整：核縁の不整，核の溝，まれであるが核内細胞質封入体
- 核小体：局所的に目立つ

(5) その他の所見

コロイドは少ないか，あるいはみとめられない．マクロファージをともなう嚢胞性変化がみられることがあるが，まれである．

5.3 判定の実際

　著明な構造異型が大部分の濾胞細胞集塊にみられることが，「濾胞性腫瘍」の診断基準である．濾胞細胞の構造異型とは，集塊の細胞密度が高く，重積した細胞がみられ，細胞配列も小濾胞状集塊が相当部分または大部分を占めるような所見をいう．診断一致率を向上させるために，以下のような定義が提唱されている．すなわち，小濾胞状集塊とは，細胞密度が高く，平面的ないし立体的構造を示し，15個以下の濾胞細胞で作られた円形配列をもつ．少量の濃縮コロイドが小濾胞内にみられることがある．小濾胞構造の大きさは一般的に均一である．小濾胞構造が目立たない例では，濾胞細胞の密度は高く重積性のあるリボン構造（索状構造）を示す．

　まれに大濾胞が「濾胞性腫瘍」判定標本中にみられることがある．大濾胞が標本中に容易に見いだされ，大濾胞と小濾胞が混在していると判断されれば，この症例は「濾胞性腫瘍」ではなく，他の所見の内容を加味して「良性」あるいは「意義不明な異型」と判定する．

　主として小濾胞構造がみられるが，全体としての細胞量が少ない場合は，判定に苦慮する．この場合は「意義不明な異型」が妥当である．

(1) NIFTPとの関連について

　NIFTPは，かつて"被胞型濾胞型乳頭癌"と診断されていたが，臨床的に良好な経過をたどるので，癌というカテゴリーから分離させる目的で提唱された病態である．しかし，細胞診ではNIFTPと濾胞型乳頭癌の判別はできない．

　かつて乳頭癌と診断された症例の9～10％はNIFTPと考えられる．しかしこの比率には地域差がある．西欧では13～20％であるのに対し，アジアからの報告では0.5～5％である．

　NIFTPの細胞診判定にはなお問題が残っている．NIFTP症例の穿刺吸引細胞診の大半（約75～80％）では鑑別困難に相当する判断が下されている．すなわち，50～75％は「意義不明な異型」とされ，少数は「悪性の疑い」とされる．「悪性」はさらにまれである．「ベセスダシステム」第3版では，NIFTPが疑われた場合は，「濾胞性腫瘍」と判定し，その旨を報告書にコメントすることを推奨している（写真5-3）．

(2) 濾胞性腫瘍とNIFTPの分子レベルの所見について

　濾胞構造をもつ甲状腺腫瘍である濾胞腺腫，濾胞癌，NIFTP，濾胞型乳頭癌には，多くの共通した遺伝子変異がある．最もよくみられる体細胞突然変異は，*PAS*遺伝子ファミリーの点突然変異と*PPARG*遺伝子再構成である．組織学的に確認された症例では，*PAS*遺伝子の突然変異は濾胞腺腫の10％，濾胞癌の30～50％にみられる．他方，*PAX8::PPARG*遺伝子再構成は，濾胞腺腫の8％，濾

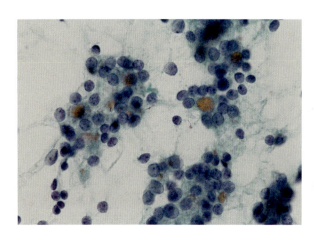

写真5-3 濾胞性腫瘍（NIFTP）．小濾胞状集塊として出現している．核クロマチンはやや明るく，軽度の核形不整がみられる．

胞癌の20～30％にみられる．*RAS*および*RAS*系の突然変異は，悪性に特異的なものではなく，濾胞腺腫やNIFTPのような低危険度腫瘍にもみとめられる．

NIFTPでは*PAS*（症例の60％以下），*PAX8::PPARG*（30％以下），*THADA*（30％以下）の遺伝子融合変異がみられるが，乳頭癌に特有な*BPAF* V600E突然変異や*RET*の変異はみとめられない．NIFTPの分子解析結果は，他の*RAS*系腫瘍と重なりあう面が多い．

5.4 悪性の危険度

NIFTPの扱い方によって悪性の危険度は変動する．「濾胞性腫瘍」の悪性の危険度は20～50％と報告されており，平均値は30％である．他方，NIFTPを悪性の危険度の推定から除外すると0.2～30％低くなる．NIFTPの頻度に地域差がある．濾胞性腫瘍の悪性の危険度の平均値の減少は，アジアでは22％，西欧では32％である．

小児例の濾胞性腫瘍の悪性の危険度は成人例より高値であるとの報告がなされているが，メタ・アナリシスによる解析結果では両群に推計学的有意差はない．

5.5 濾胞性腫瘍の鑑別診断

傍神経節腫（paraganglioma）や硝子化索状腫瘍（hyalinizing trabecular tumor）などの比較的まれな病変や，他の原発巣からの転移性低異型度癌などは濾胞性腫瘍に類似している．ここでは副甲状腺病変について述べる．

副甲状腺の腫瘍（写真5-4）や過形成の穿刺吸引細胞診所見では，小濾胞構造を示すなど，甲状腺の濾胞性腫瘍に似た細胞がみられる．穿刺吸引細胞診が超音波ガイド下で行われたとしても，甲状腺内に副甲状腺がある場合もあるので，甲状腺の検体として扱われ，「濾胞性腫瘍」と誤判定されることもある．診断を明らかにするためには免疫染色が有用である．GATA3およびPTHは陽性所見を示す（写真5-5）．このほか，クロモグラニン，シナプトフィジン，CD56も通常陽性である．他方，サイログロブリン，TTF-1，カルシトニンは陰性である．

穿刺針の洗浄液によるPTHの測定や，細胞診にも使用できる遺伝子発現解析検査も，検体が副

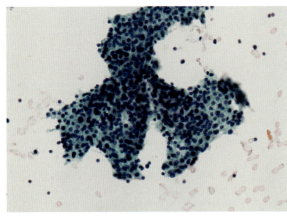

写真5-4　濾胞性腫瘍（副甲状腺腺腫）．小型細胞がシート状，索状に出現している．コロイドはみられない．

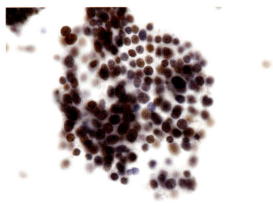

写真5-5　濾胞性腫瘍（副甲状腺腺腫）．腫瘍細胞はGATA3陽性である．（GATA3免疫染色）

甲状腺病変であるか否かを確かめるために役立つ．

5.6　細胞診と組織診の関係

「濾胞性腫瘍」と判定された患者の手術材料での組織診で，最も多いものは濾胞腺腫である．次いで，濾胞性結節性病変（腺腫様結節と過形成）があげられる．さらに頻度は低いが濾胞型乳頭癌やNIFTPのこともある．濾胞腺腫は約40～45％，濾胞性結節性病変は30～35％である．結節が腫瘍性である確率は65～75％で，悪性の危険度はそれよりはるかに低値である．

5.7　臨床との関連

2015年版の米国甲状腺学会ガイドラインによれば，濾胞性腫瘍には葉切が標準的治療とされている．しかし，臨床所見や超音波検査所見を考慮に入れたうえでの分子検査が，診断的外科手術に代わって悪性の危険度推定のために用いられるようになるであろう．分子検査の導入は地域によって差がある．たとえば日本では，濾胞性腫瘍症例で超音波検査所見，腫瘍の大きさ，腫瘍量のダブリング・タイムなど指標により低危険度の濾胞性腫瘍と判断されれば，分子検査なしでの経過観察が優先的に行われる．

第6章
濾胞性腫瘍（膨大細胞性濾胞性腫瘍）

　甲状腺にみられる濾胞細胞で，顆粒状の豊富な細胞質をもつ細胞は，これまでに好酸性細胞（eosinophilic cell），ヒュルトレ細胞（Hürthle cell），アスカナジー細胞（Askanazy cell），膨大細胞（oncocytic cell）とさまざまな呼称でよばれてきた．しかし，「WHO組織分類」第5版で膨大細胞に統一されたので，「ベセスダシステム」第3版ではこれに従っている．「ベセスダシステム」ではこの細胞の特徴を示す病変を「濾胞性腫瘍」のカテゴリーに含め，特に多く出現している場合はそれを附記し「濾胞性腫瘍（膨大細胞性濾胞性腫瘍）〔Follicular Neoplasm (Oncocytic Follicular Neoplasm)：FN-OFN〕」と記載する．

　膨大細胞腫瘍の特徴的な細胞所見は，ミトコンドリアと核DNAの一連の変異の結果によるものとされている．

　膨大細胞癌はまれな腫瘍で，全濾胞癌の15～20％を占める．膨大細胞腺腫と膨大細胞癌の鑑別は通常型の濾胞性腫瘍と同様に被膜浸潤，脈管浸潤の有無によって診断される．分子検査は，穿刺吸引細胞診で「濾胞性腫瘍（膨大細胞性濾胞性腫瘍）」と判定された患者の治療や経過観察を行ううえで有用である．

6.1　概　念

　「濾胞性腫瘍（膨大細胞性濾胞性腫瘍）」は細胞量の豊富な吸引検体のすべて，あるいはほとんどすべてが好酸性細胞によって構成されている．乳頭癌の核所見があればこの判定カテゴリーからは除外し，乳頭癌とする．鑑別が難しい症例もある．

6.2　細胞所見

　標本の採取細胞量は中等量～多量で，構成細胞はすべて，あるいは大部分が好酸性細胞からなる（写真6-1）．好酸性細胞の特徴は以下のとおりである．
- 豊富な顆粒状細胞質（ロマノフスキー染色で青あるいは灰桃色，パパニコロウ染色で緑色，H&E染色でピンク色）
- 中心性あるいは偏在性の大型円形核
- 明瞭な核小体
- 核・細胞質比（N/C比）が高い小型の膨大細胞
- 2倍以上の大きさの核をもつ大型の細胞

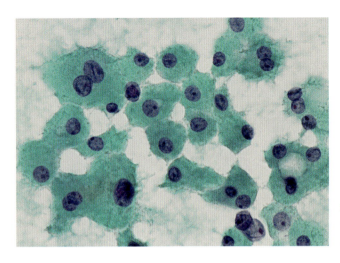

写真6-1 膨大細胞性濾胞性腫瘍（膨大細胞腺腫）．細胞質は広く，厚く，顆粒状である．二核細胞や核の溝が観察される．

- 好酸性細胞は主に孤立散在性に出現するが，時に集塊を形成して合胞体細胞様配列を示す
- 二核細胞がしばしばみられる
- コロイドはごく少量，もしくはまったくみられない
- リンパ球や形質細胞はみられない（ただし血液成分を除く）
- 伴行する血管や細胞質内コロイド様封入体（空胞）がみられることがある

6.3 判定の実際

　診断の重要なポイントは，好酸性細胞に2種類の異型がみられることがある．1つは，豊富な顆粒状細胞をともなう大型細胞で，2倍以上の大きな核をもつ．もう1つは，通常より比較的小型の好酸性細胞で，細胞質が乏しく，N/C比が高い．大型細胞と小型細胞が混在してみられる場合もある．異型，特に大型細胞の異型は，本腫瘍の診断に必ずしも重要ではない．顕著な核の大小不同や核膜の陥入を示す好酸性細胞が，多結節性甲状腺腫や橋本病でみられることがある．異型のない細胞が多い場合は良性結節が示唆される．通常，コロイドはみられないが，コロイドをともなう膨大細胞癌の報告がまれにある．細胞塊に伴行する血管がみられる場合は，化生より腫瘍性が示唆される．

　前述した細胞所見がすべて揃えば，「濾胞性腫瘍（膨大細胞性濾胞性腫瘍）」と判定できるが，以下の問題点が未解決である．①診断に必要な最低基準．②多結節性甲状腺腫や橋本病にみられるような増殖を示す好酸性細胞の扱い．③濾胞癌，乳頭癌，髄様癌，副甲状腺腫瘍との鑑別．

6.4 臨床との関連

　診断目的の外科切除は，「濾胞性腫瘍（膨大細胞性濾胞性腫瘍）」症例の標準的な対応とされてきた．2015年版の米国甲状腺学会ガイドラインでは，手術の前の悪性の危険度推定のために，分子検査が推奨されている．

　分子検査は膨大細胞の多い吸引検体で膨大細胞性濾胞性腫瘍の病因を理解するためには有用であ

る．たとえば，他の濾胞細胞由来の腫瘍とは異なり，膨大細胞性濾胞性腫瘍はミトコンドリアDNA突然変異とコピー数の変異がある．*RAS*突然変異の出現頻度は低く，他方*PAX8: PPARγ*構成と*BRAF* V600E突然変異（それぞれ濾胞性腫瘍と乳頭癌に関係している）は特異的に欠如している．

6.5　「甲状腺癌取扱い規約」との相違点

「ベセスダシステム」では，"膨大細胞性濾胞性腫瘍"を疾患名として採用し，一般の記述でもoncocyte（膨大細胞）を用いている．わが国では，oncocyteの同義語であるeosinophilic cell（好酸性細胞）のほうが広く使われている．

「取扱い規約」では，病名には膨大細胞腺腫（oncocytic adenoma），膨大細胞癌（oncocytic carcinoma）を用いているが，そのほかの記載はすべて"好酸性（eosinophilic）"で表記している．それに倣い，本書でも「ベセスダシステム」でのoncocyte, oncocyticは，それぞれ好酸性細胞，好酸性とした．

第7章
悪性の疑い

　甲状腺原発悪性腫瘍の大部分は特徴的な細胞所見をもち，穿刺吸引細胞診で容易に認識できる．例外は濾胞性腫瘍と膨大細胞癌である．従来の成書では，甲状腺の乳頭癌，髄様癌，リンパ腫の細胞所見の特徴は記載されているが，その所見が量的，質的にどのくらいあれば診断が確定できるかという点については，不十分といわざるをえない．不確実な診断の理由は，不適切な採取や保管，乳頭癌や髄様癌の多彩な組織形態，甲状腺病変間における細胞所見（特に核所見）の類似性の問題などである．橋本病で出現する濾胞細胞の反応性，退行性，化生性変化は乳頭癌細胞との鑑別が難しいことがあり，浸潤リンパ球は粘膜関連リンパ組織（mucosa-associated lymphoid tissue: MALT）リンパ腫との鑑別が難しい．それゆえ，これら鑑別困難例に対するカテゴリーが必要で，「ベセスダシステム」では「悪性の疑い」が設定されている．「悪性の疑い」は種々の異なる悪性腫瘍の可能性を含むカテゴリーである．「悪性の疑い」の多くは甲状腺乳頭癌の疑いである．甲状腺穿刺吸引細胞診で「悪性の疑い」の割合は約3％（1.0～6.3％）である．患者が適切な治療を受けるために，鑑別困難に相当するものの中でも，このカテゴリーは特に注意して使用されることが望ましい．

　「悪性」と「悪性の疑い」を分ける意味は，穿刺吸引細胞診の感度を損なうことなしに，高い陽性予想率（positive predictive value: PPV）を保つためである．「悪性の疑い」という判定は，臨床医に対して，外科的手術を考慮する際には甲状腺全摘術ではなく，より侵襲の軽い治療の可能性（たとえば葉切除など）を示している．

　迅速オンサイト細胞診（ROSE）は，よく訓練された専門家が行えば，細胞量の不足などの不適切な標本の数を減らすことができる．これを用いれば，セルブロックによる免疫染色やフローサイトメトリーの適用の判断が迅速に行えるので，再度の穿刺吸引細胞診や，新たな針生検組織診による検体採取を避けることができる．

　「悪性」と「悪性疑い」の判定の違いは明らかに主観的である．「悪性」という判定は十分な細胞量で，診断上の所見が揃う場合につけられるべきで，そうでなければ「悪性の疑い」とされる．

　甲状腺穿刺吸引細胞診で用いられる「悪性の疑い」は悪性という意味ではなく，悪性がより疑われるという意味である．「悪性の疑い」カテゴリーにおける悪性予想率は約74％（50～80％）である．

　NIFTPは悪性ではなく，境界病変的扱いに変更された．NIFTPを悪性から除外すると「悪性の疑い」の悪性の危険度は約65％である．しかしながら，NIFTPは手術適応病変であるとすれば，高い危険度の評価は妥当であろう．

7.1 概　念

「悪性の疑い」の診断カテゴリーは，いくつかの細胞所見が悪性（多くは乳頭癌）を強く示唆するが，確定には不十分である時に適用される．濾胞性腫瘍や膨大細胞性腫瘍の疑いはここには含まれない．

7.2 細 胞 所 見

7.2.1 甲状腺乳頭癌の疑い

(1) 局所的核所見の例

検体は中等度～高度の細胞密度である．

著変のない濾胞細胞が，核腫大，淡明な核，核の溝，核の重積などの所見をもつ細胞と混在してみられる．

核内細胞質封入体はまれ，ないしは欠如している．

(2) 不完全核所見の例（写真7-1）

細胞密度は軽度～中等度である．時に高度であることもある．

軽度～中等度の核腫大をみとめ，すりガラス状核変化は軽度である．

核の溝はあるが，核膜の不整や核の重積は軽度，ないし欠如している．

核内細胞質封入体はまれ，ないしは欠如している．

(3) 細胞数が少ない

乳頭癌の核所見（第8章を参照）は多くみられるが，細胞密度が非常に低くまばらである．

(4) 囊胞変性パターン（写真7-2）

囊胞変性の診断は，ヘモジデリン色素をもつマクロファージの出現が基本である．

散在性の集団あるいはシート状を呈する細胞には，核腫大，淡明核，核の溝などがいくつかみられるが，核内細胞質封入体はきわめて少ないか，欠如している．砂粒体や乳頭状構造はみとめられない．

時に大型で異型のある"組織球様細胞"がみられ，核腫大と，泡沫状細胞質をともなっている．

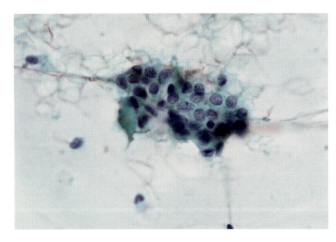

写真7-1　悪性の疑い（乳頭癌）．中等度の核腫大を認め，核形不整やすりガラス状核変化は軽度である．

36　第7章　悪性の疑い

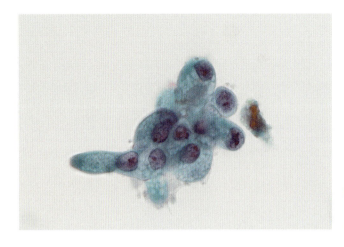

写真7-2　悪性の疑い（乳頭癌）．核腫大と軽度のすりガラス状核変化がみられる．細胞質は空胞状である．

7.2.2　甲状腺髄様癌の疑い

検体の細胞密度は軽度〜中等度である．

核・細胞質比（N/C比）が高く，結合性が乏しい小型〜中型の細胞が出現する．

核はしばしば偏在し，スマッジド（smudged）と形容されるクロマチンをもつ．この所見は，人工的変化と考えられている．細胞質の顆粒は明らかではない．

コロイドまたはアミロイドを思わせる不定形の物質をみとめる．

カルシトニンなどの免疫染色は髄様癌の診断確定のために有用であるが，評価に値する結果が得られない．

7.2.3　リンパ腫の疑い

細胞密度が高く，小型〜中型ないし大型の異型リンパ球がみられる．

リンパ腫の確定診断はフローサイトメトリー，分子検査，免疫染色が用いられるが，評価に値する結果が得られていない．

細胞量が少ないが，少量の異型リンパ球を含んでいる．

7.2.4　悪性の疑い（特定不能）

患者の癌の原発巣の既往標本を参照できず，そのため確定的な判定が困難な例などがあげられる．

7.3　判定の実際

7.3.1　甲状腺乳頭癌の疑い

「悪性の疑い」（乳頭癌の疑い）の一般的な細胞所見はすでに述べた．腫瘍内における乳頭癌の特徴的所見は部分的なことがあり，この場合は，穿刺吸引細胞診でも同様に出現細胞が多様である．また，このような所見は，良性疾患で橋本病，変性囊胞，放射線ヨウ素療法後にみられることがある．橋本病の核変化には，局所的な核腫大，核の溝，大きな核小体，淡明化が含まれる．

変性囊胞の内面を覆う上皮細胞は，多くの例では「良性」と診断される．特徴としては，細胞は

細長く，核のクロマチンは淡く，比較的大型の核小体をもち，時に核の溝をみとめる．そして，多くはヘモジデリン色素をもったマクロファージや，良性の大型濾胞のフラグメントが一緒にみられる．細胞や核の紡錘形変化は，子宮頸部塗抹標本での修復上皮に似ており，乳頭癌との鑑別に有用な所見である．しかしながら，乳頭癌との鑑別が難しい場合は，「悪性の疑い」とするのが妥当である．

　第8章で詳細を示すように，乳頭癌の多くの組織亜型は，典型的な乳頭癌と異なる特徴をもっている．乳頭癌の亜型には，通常の濾胞型，より頻度が低い膨大細胞型，円柱細胞型などがある．それらの形態的な差異は穿刺吸引細胞診標本にも反映される．

　NTRK再構成のある乳頭癌は，明瞭ではない核の溝，時にみられる核の伸長や，まれに核内細胞質封入体様の核所見を示す．乳頭癌とは確定し難いので「悪性」とはせずに「悪性の疑い」と判定する．

　NIFTPの細胞診による判定は難しい．濾胞腺腫と濾胞癌は穿刺吸引細胞診では両者の鑑別が困難で，組織診断が必要である．NIFTPと濾胞型乳頭癌は，細胞形態的には類似するところが多い．

　硝子化索状腫瘍は，乳頭癌と多くの点で形態的に類似している．たとえば，硝子化索状腫瘍の腫瘍細胞には，乳頭癌の特徴とされる核の溝や核内細胞質封入体などが出現する（写真7-3）．一般的には硝子化索状腫瘍はよく被包された腫瘍であることや，索状構造，硝子物質の沈着をみとめることから，乳頭癌とは区別される．これらの変化は穿刺吸引細胞診で正しく評価されることは困難で，多くの例は「悪性」あるいは「悪性の疑い」と診断される．MIB-1の免疫染色は，硝子化索状腫瘍では特徴的染色パターンを示す．

　囊胞を示す乳頭癌は，通常型乳頭癌とは異なる所見をもつ．そして，それらの変化は出血やマクロファージの出現によって認識が難しくなる．囊胞性乳頭癌における特徴は，泡沫状の細胞質と多形性のある核をもつ大型細胞（組織球様細胞）の出現である．そのような乳頭癌は，「悪性」と診断することが難しい．

7.3.2　甲状腺髄様癌の疑い

　細胞採取量が過少であったり，細胞保存性が良くないなどの技術的な問題，あるいは多彩な細胞像で，診断が不確実になることがある．そのような例では，免疫染色や患者の血清カルシトニン値

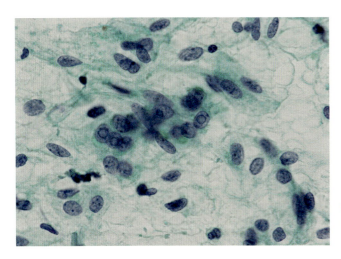

写真7-3　悪性の疑い（硝子化索状腫瘍）．核内細胞質封入体，紡錘形核，核形不整がみられる．

が高値であることなどにより，診断が確実にできる．

7.3.3 リンパ腫の疑い

低悪性度のリンパ腫（たとえば，MALTリンパ腫や低悪度リンパ腫など）の確定診断が補助的手法なしでは難しいのは当然だが，びまん性大細胞型B細胞リンパ腫では多くの場合，それは手技的なものであることが多い（たとえば不適切な採取や保存など）．甲状腺のMALTリンパ腫の診断は，フローサイトメトリーや免疫染色での検討なしには難しい．このような場合は，「悪性の疑い」と判定する．

7.3.4 悪性の疑い（特定不能）

甲状腺には未分化癌や低分化癌のような頻度の低い癌や，転移性癌（主として腺癌）が発生しうる．これらの判定を特定するには，臨床経過や免疫染色所見が参考になる．細胞量過少例，不適切な保存例では診断は困難である．このような場合は「悪性の疑い」と判定する．

7.4 臨床との関連

一般的に，「悪性の疑い」（乳頭癌の疑い）の穿刺吸引細胞診断は悪性である割合が高いので，臨床医は悪性腫瘍として対応する（通常は葉切除か甲状腺全摘術）．術前の臨床所見や画像情報によるリスク評価も，手術の選択に反映される．このような臨床情報は悪性の診断率を改善させる．その中には家族歴や放射線被曝歴，超音波検査所見などが含まれる．米国甲状腺学会のガイドラインでは，術前の超音波画像診断の重要性が強調されており，細胞診断を加味した悪性評価が行われる．

最新の米国甲状腺学会のガイドラインは，多くの低リスク甲状腺癌における手術の範囲を限定し，術後放射性ヨウ素照射を少なくし，葉切除の適応を増やすことを勧めている．さらに，NIFTPに対しては，より侵襲性の低い手術の選択を求めている．

7.5 補助的診断の役割

髄様癌やリンパ腫を疑う症例では，補助的診断はきわめて有用である．

血清カルシトニン値の高値や，異型細胞の免疫染色（カルシトニン，シナプトフィジン，クロモグラニンなど）で髄様癌は確定的になる．フローサイトメトリー，分子検査，免疫染色により異型リンパ球に対する判定が可能である．

乳頭癌，濾胞性腫瘍，NIFTPの判定には分子検査が有用とされている．

第8章
乳頭癌，特殊型および関連腫瘍

　乳頭癌（papillary carcinoma）は甲状腺癌中では最も頻度は高く，成人では全体の80〜85％，小児では90％を占める．40代に発生のピークがみられる．男女比は1：3である．超音波検査技術の発展などにより，甲状腺癌の発見頻度は上昇しているが，死亡率に変化はない．これは危険度の低い癌が多く検出されるためとされている．

　過剰治療を防ぐために，「WHO組織分類」第4版では，従来，非浸潤性濾胞型乳頭癌とよばれていた癌を，"乳頭癌様の核所見をもつ非浸潤性甲状腺濾胞性腫瘍（noninvasive follicular thyroid neoplasm with papillary-like nuclear feature: NIFTP）"に診断名を変更した．濾胞型乳頭癌とNIFTPの鑑別は細胞診では難しい．NIFTPに対する過剰治療を避けるために，濾胞パターンを示し，核異型があって濾胞型乳頭癌やNIFTPの可能性が疑われる場合は「悪性」や「悪性の疑い」とするよりも「濾胞性腫瘍」と判定するほうがよい．

　乳頭癌の危険因子としては，小児期における頸部放射線照射，電離放射線の曝露および遺伝子的素因があげられる．乳頭癌は甲状腺に結節病変を生じ，日常の検査で偶然発見されることが多いが，中には頸部リンパ節への転移でみつかるものもある．乳頭癌ではリンパ管を介して所属リンパ節へ転移することが多く，肺への転移は比較的少ない．乳頭癌は一般的に予後良好である．

　甲状腺穿刺吸引細胞診で「悪性」と診断される症例は，甲状腺細胞診全体の5％（2〜16％の範囲）を占め，その大部分が乳頭癌である．

8.1 通常型（古典的）甲状腺乳頭癌

8.1.1 概　念
　通常型（古典型）乳頭癌（conventional (classic) papillary carcinoma）は，乳頭状構造と特徴的な核所見を示す甲状腺上皮由来の悪性腫瘍である．

8.1.2 細胞所見
（1）構造異型
乳頭状の細胞集塊（写真8-1，8-2），または単層シート状の細胞集塊（写真8-3）．
（2）核異型
腫大した密度の高い核，しばしば木目込み細工様配列核．
楕円形核または不整形核．
長軸方向の核の溝（nuclear groove）（写真8-4）．

核内細胞質封入体(intranuclear cytoplasmic inclusion/ pseudo-inclusion)(写真8-5).
粉末状の淡明なクロマチン(写真8-5, 8-6).
厚い核膜.
中央ないし辺縁に位置する大型ないし小型の核小体.

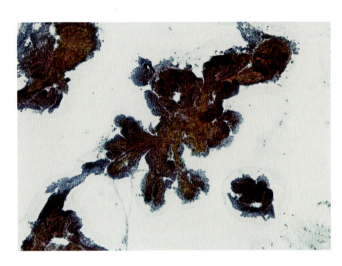

写真8-1 悪性(乳頭癌). 結合織性間質をともなった乳頭状構造が観察される.

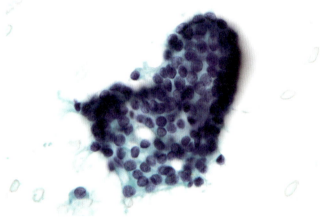

写真8-2 悪性(乳頭癌). 結合織性間質をともなわない乳頭状構造が観察される.

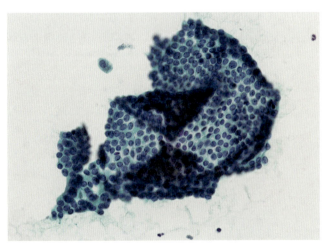

写真8-3 悪性(乳頭癌). シート状に配列し, 辺縁ではシートが折れ曲がっている.

(3) その他の所見

砂粒体(psammoma bodies)(写真8-7).

多核巨細胞(写真8-8).

さまざまな量のコロイド．形状は糸状，ロープ状(ropy)またはチューインガム様．

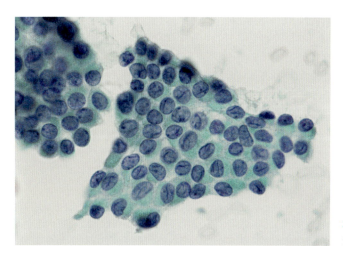

写真8-4　悪性(乳頭癌)．長軸方向の核の溝がみられる．

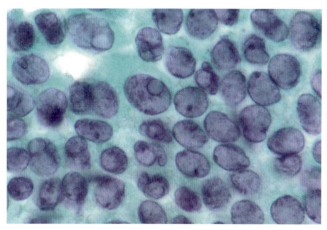

写真8-5　悪性(乳頭癌)．核内細胞質封入体，分葉核，粉末状(すりガラス状)クロマチンがみられる．

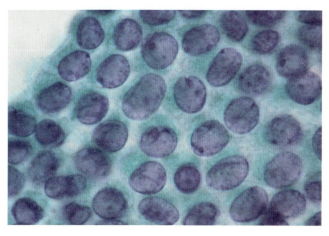

写真8-6　悪性(乳頭癌)．核は粉末状・淡明で，クロマチンは辺縁に分布している．

第8章 乳頭癌，特殊型および関連腫瘍

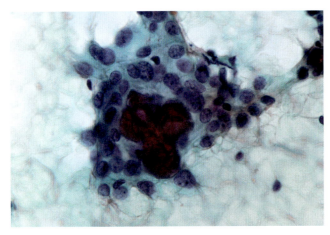

写真8-7 悪性（乳頭癌）．細胞集塊の内部に砂粒体（石灰化小体）がみられる．

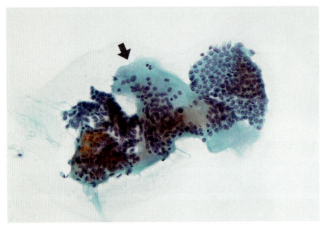

写真8-8 悪性（乳頭癌）．乳頭癌の細胞集塊と多核巨細胞（矢印）がみられる．

ホブネイル（鋲釘状）細胞（hobnail cell）．
好酸性化生．
扁平上皮化生．
組織球様細胞．

8.1.3 液状処理法

　液状処理法（liquid-based preparation: LBP）は過去30年の間に細胞診標本作製に広く用いられるようになった．従来の塗抹法に比べると細胞の保存状態が良く，乾燥標本がほとんどなく，スライド作製枚数やスクリーニング時間を減らすことができる．背景はきれいであるが，このことは背景の所見がとれない場合もあることを意味している．液状処理法による残検体で，再検を行ったり，セルブロック検体を作ったり，免疫染色や分子検査も可能である．

(1) 塗抹標本と比較して液状処理法でより頻繁にみられる細胞学的特徴
　明るい背景．
　細胞数が多い．
　脳回状の切れこみのある核（convoluted nucleus）．

好酸性の核小体．

核周囲の明庭．

索状パターン，ホブネイルパターン．

高細胞（tall cell）．

膠原線維性間質．

露出した毛細血管．

細胞間の"窓のような"間隙．

(2) 塗抹標本と比較して液状処理法では頻度の低い細胞学的特徴

すりガラス状核と核重積の頻度が低い．

核内細胞質封入体はより小型で，見え方が不明瞭．

乳頭状の集塊や細胞片の出現頻度が低い．

8.1.4 判定の実際

　乳頭癌にはいくつかの特徴的な核所見があるが，いずれの核所見も単独または少数の場合は診断を確定することができない．塗抹標本，液状処理法のいずれにおいても，それらの特徴的核所見が複数みられるか，あるいは広範囲にわたってみられる場合にのみ診断を確定できる．したがって，細胞診において乳頭癌の特徴はあるが，明確な診断に至らない場合，細胞所見の質と量および乳頭癌を疑う程度に応じて「意義不明な異型」あるいは「悪性の疑い」（乳頭癌の疑い）と判定される．

　通常型乳頭癌の典型的な細胞は，密度の高い重畳核をもち，合胞様の平坦な単層シート状に配列する．核はしばしば鋳型で圧迫されたような木目込み細工様配列核（鋳型核）を形成する．重畳核および鋳型核は，乳頭癌を良性の濾胞細胞と鑑別する特徴的所見である．しかし一方で，これらの所見は良性濾胞性結節にみられる大濾胞状の平坦なシート状集塊にも類似する．両者の鑑別には，核の所見およびシート状集塊の細胞配列（核の間隔が均等に空いているか，核が密集しているか）に特に注意することが重要で，この点に注意すれば疑陽性は避けることができる．

　乳頭癌細胞の大きさは中型～大型で，形状は立方状，円柱状，多稜型，時に紡錘型または"組織球様"とさまざまである．細胞境界は一般に明瞭であるが，細胞質の量や質感はさまざまである．

　乳頭癌の特徴は核の所見にみられる．核は円形または楕円形で，しばしば形が非常に不規則である．核形の不整はしばしば最も重要な診断根拠の1つである．核膜の半分以上にしわが寄った脳回状の核は，液状処理法における乳頭癌の特異的所見（97.3％）である．通常型乳頭癌の核クロマチンは，すりガラス状できめ細かく均等に分布し，粉末状ともよばれる．濃染性できめの粗い良性濾胞細胞の核とは異なる．このようなクロマチンの特徴は，ディフ・クイック標本や液状処理法よりもアルコール固定のパパニコロウ染色標本でより容易に認識できる．ただし，円柱細胞型乳頭癌のような特殊型ではみられないこともある．粉末状のすりガラス状核は，ホルマリン固定組織標本で乳頭癌の核が"オーファンアニーの目（Orphan Annie eyes）"とよばれる透明な外観を呈することと同様の所見で，固定不良によるものである．

　核内細胞質封入体は，乳頭癌のサブタイプにより頻度は異なるが，細胞診標本の50～100％にみられる．核内細胞質封入体は，高細胞型乳頭癌で最も頻繁にみられるが，濾胞型乳頭癌ではみられないか，またはまれである．核内細胞質封入体は乳頭癌に特異的な所見ではなく，髄様癌，甲状腺

低分化癌，甲状腺未分化癌，硝子化索状腫瘍，ごくまれにNIFTPや良性の甲状腺結節（結節性甲状腺腫や濾胞腺腫）や橋本病でもみられる．したがって，核内細胞質封入体については，封入体以外の核の所見や構造的所見と照らし合わせて判断するべきである．電子顕微鏡的には，核内細胞質封入体は，細胞質の一部が核膜に包まれて核内に陥入したものである．

　核の溝は，乳頭癌のもう1つの特徴である．核内細胞質封入体と同様，アルコール固定のパパニコロウ標本で最も容易に観察される．核の溝および核内細胞質封入体は，核膜の余剰を示すものである．つまり，核の溝は，余った核膜が折り畳まれて生じたものである．核の溝は，乳頭癌の細胞学的診断に有用な所見ではあるが，乳頭癌に特異的なものではなく，膨大細胞型濾胞性腫瘍のような乳頭癌以外のさまざまな甲状腺腫瘍や橋本病のような非腫瘍性病変でもみられる．

　乳頭癌の核は，しばしば核の辺縁に位置する1～3個の小型の核小体をもつ．液状処理法では，核小体は通常好酸性(89％)で，その周囲に明庭（ハロー）がみられる．

　組織球の一型である多核巨細胞は，囊胞様変性がない場合でも，乳頭癌ではしばしばみられる所見である．乳頭癌に特異的な所見ではなく，乳頭癌以外の悪性または良性の病変でも類似の細胞がみとめられる．多核巨細胞は非常に大型で，核の数は少ないものから多いものまでさまざまである．なお，多核巨細胞は腫瘍細胞ではなく，ランゲルハンス細胞，リンパ球，肥満細胞のような免疫担当細胞と同様，悪性腫瘍に対する宿主応答にかかわる細胞である．

　砂粒体の出現頻度は，細胞標本では乳頭癌症例の4～20％で，組織標本の40～60％よりも低い．砂粒体には単一のものと複数のものがあり，また細胞に付着しているものと付着していないものがある．細胞が付着していない単一の砂粒体は非特異的な所見で，甲状腺髄様癌，橋本病，グレーブス病，結節性甲状腺腫においてもみられる．砂粒体に類似した石灰化は，コロイドの石灰化によるもので，膨大細胞型濾胞性腫瘍でみられる．

8.2　乳頭癌の亜型

　「WHO組織分類」第5版では，亜型（特殊型）の英文表記をvariantからsubtypeへと変更した．分子診断用語として用いられている"genetic variant"のvariantとの混同を避けるためとされている．しかし，病名としての濾胞型乳頭癌(follicular variant of papillary carcinoma)は広く使われており，限定的ではあろうがvariantも当面は使われるものと思われる．

　乳頭癌には通常型乳頭癌とは異なる特徴を示す10以上の亜型が存在する．これらは腫瘍の大きさ，腫瘍辺縁の状態（被包型，浸潤性，び慢性），構築（濾胞状，大濾胞状，充実性ないし索状，微小乳頭状），細胞の種類，細胞の形状（高細胞性，紡錘形，円柱状，好酸性，明細胞性，ホブネイル状）や随伴する間質成分（ワルチン(Warthin)様，線維腫症ないし鞘膜炎様間質）によって分けられる．亜型のうちのいくつかは通常型に比べて侵襲性がより強いが，そのほかのものはより穏やかな経過を示す．予後不良な亜型としては，高細胞型，円柱細胞型，およびホブネイル型がある．ほかに，充実型やびまん性硬化型もあまり予後良好ではないとされるが，確証は得られていない．これとは対照的に，非浸潤性濾胞型乳頭癌は予後良好で転移や再発の危険性がないという理由から，NIFTPという名称で再分類され，乳頭癌から除外されている．

8.2.1 濾胞型乳頭癌とNIFTP

濾胞型乳頭癌には，形態的，遺伝的および臨床的に異なる2つの群が存在する．

（1） **浸潤性増殖を示す濾胞型乳頭癌**：通常型乳頭癌（BRAF系の乳頭癌）と同様，頻繁なリンパ節転移や再発の危険度，および*BRAF* V600E突然変異を示す．特にびまん性濾胞型乳頭癌は，侵襲性の強いまれな浸潤性濾胞型乳頭癌で，典型例は若い女性に起こり，甲状腺に多数の結節病変を形成し，局所リンパ節転移の有無にかかわらず，頻繁に肺や骨への遠隔転移をみとめる．

（2） **被包化濾胞型乳頭癌**：濾胞状増殖を示す完全に被包化された腫瘍で，乳頭癌の特徴的核所見をみとめるが，乳頭状増殖はみられない．歴史的にみて，被包化濾胞型乳頭癌は，細胞診，組織診のいずれにおいても診断の再現性が低いということで議論の対象であった．大部分の被包化濾胞型乳頭癌は浸潤性増殖を示さないが，約3分の1の症例では被膜浸潤や脈管浸潤がみられる．被包化濾胞型乳頭癌はしばしば*RAS*突然変異を有し，生物学的，遺伝学的および臨床的には，乳頭癌の一種（RAS系乳頭癌）というよりもむしろ濾胞腺腫や濾胞癌などの濾胞性腫瘍に近い性格をもつ．浸潤性の被包化濾胞型乳頭癌は，甲状腺濾胞癌と同様の様式で浸潤する傾向があり，リンパ節転移が少なく肺や骨への遠隔転移が多い．一方，被膜浸潤や脈管浸潤がない場合，被包化濾胞型乳頭癌は，腫瘍が完全に切除されていれば葉切除のみであっても，再発や腺外浸潤の危険度は非常に低い．したがって，完全に被包化された濾胞型乳頭癌は，厳密な組織学的診断規準に基づいてNIFTPとして細分類された．

NIFTPは，非常に悪性の危険度の低い腫瘍で，濾胞型乳頭癌が浸潤を起こす前の段階であると考えられる．このような用語のパラダイムシフトは臨床的に大きな変化をもたらし，甲状腺結節の細胞診にも影響を及ぼすこととなった．この用語を用いることによって組織診における癌の診断頻度は低下した．

細胞診ではNIFTPの腫瘍外縁の状態を知ることができない．そのためもあり，穿刺吸引細胞診ではNIFTPであるとの判定は不可能である．

a. 概　念

濾胞型乳頭癌は，ほとんど全体が，乳頭癌の核所見を示す腫瘍細胞よりなる．小型ないし中型の濾胞で構成される腫瘍である．

NIFTPは，濾胞状増殖を示す被包化された腫瘍で，乳頭癌様の核所見をもち，被膜や脈管への浸潤はみられない．NIFTPは，これまで非浸潤性濾胞型乳頭癌に分類されていたが，予後良好な腫瘍であるということで「WHO組織分類」第4版に新たに導入されたものである．

NIFTPと正常甲状腺との境界部には被膜がないこともある．腫瘍被膜ないし腫瘍と正常部との境界は，被膜浸潤や脈管浸潤の有無を確認するために精査すべきである．診断上の例外規定がいくつかあげられている．すなわち，真の乳頭状構造や高細胞や円柱状細胞が1％未満，充実性，索状，島状構造や壊死が30％未満，核分裂象が高倍率10視野あたり3個以下であればNIFTPと診断してよい．

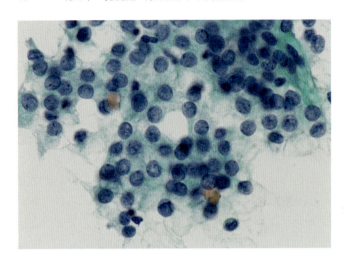

写真 8-9　濾胞性腫瘍（濾胞型乳頭癌）．軽度の乳頭癌の核所見を有する細胞が濾胞状に出現している．

b. 乳頭癌と NIFTP の鑑別

濾胞型乳頭癌およびNIFTPで乳頭癌の特徴的核所見がどの程度みられるかは，症例により量的にも質的にも大きく異なる．浸潤性濾胞型乳頭癌のように，通常型乳頭癌と同様の核所見をもつものもあるが，それ以外では，特にNIFTPを含む被包化濾胞型乳頭癌のように，乳頭癌の核所見が部分的にしかみられないものもある．このため，濾胞性結節性病変，濾胞腺腫，NIFTP，濾胞型乳頭癌などのような濾胞状増殖を特徴とする甲状腺疾患の鑑別診断は難しい．

乳頭癌の細胞診判定は，形態学的診断規準を厳密に適用して下されるべきである．豊富な細胞量，乳頭状細胞集塊，著明な核腫大，核の溝，淡明なクロマチン，核の形状不整，核内細胞質封入体の存在などが診断の鍵になる．他方，細胞量が少量ないし中等量で，濾胞構造があり，核腫大は軽度で，核の溝は不明瞭，かつ乳頭状構造・砂粒体・明瞭な核内細胞質封入体を欠く場合は，細胞診の判定上，NIFTPとの鑑別診断が必要である（写真 8-9）．

8.2.2　大濾胞型乳頭癌

a. 概　念

大濾胞型乳頭癌（macrofollicular subtype of papillary carcinoma）は，50％以上の濾胞が大濾胞（直径200 μmを超える濾胞）で構成される乳頭癌である．

b. 診断規準

細胞診標本には，腫瘍細胞の単層シート状集塊や大小不同の濾胞状集塊がみられる（写真 8-10）．

悪性と確定診断できる明瞭な乳頭癌の核所見がみられる．

通常型乳頭癌に比べると，核の異型所見はより軽微であることが多い．この点は濾胞型乳頭癌と同様である．

真の乳頭状集塊や砂粒体はみられない．

豊富な淡染性コロイドや濃縮したコロイドがみられることもある．

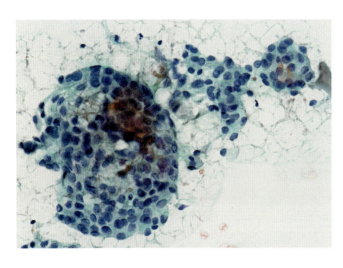

写真8-10　悪性(大濾胞型乳頭癌).中型から大型の濾胞状集塊として出現している.核形不整や核内細胞質封入体がみられる.

c. 判定の実際

大濾胞型乳頭癌は,乳頭癌の中でも最もまれな亜型で,報告例は100症例に達しない.乳頭癌の核所見が揃い難いので,組織診でも細胞診でも良性と誤診されやすい.リンパ節転移の頻度は低いが,それでも転移巣でも大濾胞構造は保たれている.豊富なコロイドを背景に,円形〜卵形の核,小型で明瞭な偏在性の核小体,核の重畳,クロマチンの淡明化などがみられる場合,大濾胞型乳頭癌の可能性を考慮して,良性のコロイド結節とはせず,少なくとも「意義不明な異型」に分類する.

8.2.3　囊胞型乳頭癌

a. 概念

囊胞型乳頭癌(cystic subtype of papillary carcinoma)は,囊胞様変化を主とする乳頭癌で,真の組織分類上の亜型というよりも,細胞診でのみ用いられる一型といえる.すなわち,「WHO組織分類」における被包化された通常型乳頭癌に含まれる.淡染性で水様の液状成分,多数の組織球,空胞化をともなう腫瘍細胞などをみとめる.

b. 細胞所見

典型例では,腫瘍細胞はシート状,乳頭状,濾胞状などの形状を示す辺縁不整な小集塊を形成する.

腫瘍細胞は細胞質の空胞化のため"組織球様"の所見を呈す(写真8-11).

ヘモジデリンを含むマクロファージをみとめる.

淡染性で水様のコロイドもみられる.

明瞭な乳頭癌の核所見がみられる.

通常型乳頭癌に比べると,繊細な粉末状のクロマチンはあまり目立たない.

c. 判定の実際

甲状腺の囊胞性病変で最も多いものは,囊胞性濾胞性結節性病変である.乳頭癌は,甲状腺癌の中では最も囊胞性変化を起こしやすい.乳頭癌の約10%は囊胞性変化を示す.

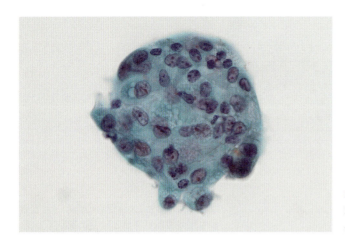

写真8-11 悪性（嚢胞性乳頭癌）．ボール状集塊として出現している，核形不整や隔壁性細胞質内空胞がみられる．

嚢胞性変化をともなう良性濾胞性結節でも類似の異型細胞が時々みとめられることは留意すべきである．これらの反応性細胞は，"組織球様"にみえるか，または嚢胞壁被覆細胞のように細長いシート状に配列する．嚢胞壁被膜細胞は，核の腫大，核小体，核の淡明化，時に核の溝など乳頭癌に類似する所見を示すが，細長い形で核密度が高くない点で乳頭癌とは異なる．

嚢胞型乳頭癌では，豊富な腫瘍細胞が採取されて乳頭癌と容易に診断される症例もあるが，細胞診標本に腫瘍細胞がまったくみられない症例もある．後者の場合は，「不適正」（嚢胞液のみ）と判定される．嚢胞型乳頭癌は，長い間甲状腺細胞診における偽陰性の原因と考えられてきた．しかしながら，最近では，高分解能の超音波ガイド下で1cm未満の微小病変でも正確に検体を採取できるようになったことで，このような懸念は減少している．

8.2.4 膨大細胞型乳頭癌

a. 概念

膨大細胞型乳頭癌（oncocytic subtype of papillary carcinoma）は乳頭癌に特徴的な核所見をもつ悪性甲状腺腫瘍である．好酸性細胞が優勢を占め，さまざまな組織構築（濾胞状，乳頭状，充実性）からなる．

なお，「取扱い規約」では，本亜型は好酸性細胞型（eosinophilic subtype）乳頭癌とよばれている．

b. 細胞所見

検体は好酸性細胞（豊富な顆粒状細胞質をともなう多稜形細胞）が優勢を占め，乳頭状，シート状，小濾胞状配列をとる．または孤在性細胞からなる．

乳頭癌の確定診断のためには明らかな核所見が必要である．

リンパ球はないか，あるいはほとんどない．

c. 判定の実際

好酸性変化を示す細胞の局所的な出現は，通常型乳頭癌を含む多くの乳頭癌でみられる．この変化が腫瘍細胞の75％以上にみられる場合のみ，膨大細胞型と判断される．膨大細胞型乳頭癌の細

胞所見は，膨大細胞型髄様癌，明細胞腫瘍（たとえば転移性腎細胞癌）などに類似している．乳頭癌の核所見が広範囲にみられない場合は，「濾胞性腫瘍」（膨大細胞型濾胞性腫瘍の疑い），または「悪性の疑い」（膨大細胞型乳頭癌の疑い）と判定される．膨大細胞型乳頭癌の穿刺吸引細胞診標本では，通常リンパ球を欠いている．多数のリンパ球がみられる場合は，ワルチン腫瘍様乳頭癌が鑑別にあげられる．

8.2.5 ワルチン腫瘍様乳頭癌

a. 概念

ワルチン腫瘍様乳頭癌（Warthin-like subtype of papillary carcinoma）は境界明瞭な甲状腺腫瘍で，耳下腺のワルチン腫瘍に類似する乳頭状構造とリンパ濾胞がみられる．本亜型はしばしば橋本病に関連する．腫瘍細胞は豊富な顆粒状，好酸性の細胞質と乳頭癌の核所見を示す．

b. 細胞所見

腫瘍細胞は好酸性で，乳頭状配列や単層配列，あるいは散在性細胞として出現する（写真8-12）．
リンパ球，形質細胞がみられる．リンパ球と形質細胞は線維血管性の茎を介して，腫瘍細胞と密に接する．
「悪性」の確定診断のためには，明らかな乳頭癌の核所見をみとめることが必要である．

c. 判定の実際

ワルチン腫瘍様乳頭癌は，全乳頭癌の0.2〜1.9％であり，まれな亜型である．
本亜型は橋本病との鑑別も必要である．橋本病の好酸性細胞は1個の明瞭な核小体をもつ円形核からなる．境界の辺縁が不整で，核小体が不明瞭な乳頭癌の核所見（ワルチン腫瘍様亜型を含む）とは対照的である．橋本病の好酸性細胞が核の淡明化と核の溝を示すことがあるが，乳頭状構造や核内細胞封入体はみとめられない．

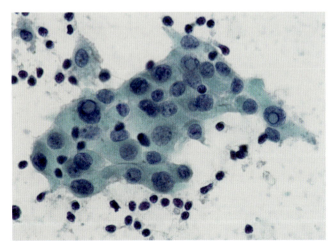

写真8-12 悪性（ワルチン腫瘍様乳頭癌）．乳頭癌細胞の細胞質は好酸性である．背景にリンパ球がみられる．

8.2.6 高細胞型乳頭癌

a. 概　念

高細胞型乳頭癌（tall cell subtype of papillary carcinoma）は侵襲性の高い乳頭癌の亜型である．組織標本上では，細胞の幅に対して高さが3倍以上の丈の"高い（tall）"腫瘍細胞からなり，豊富で密在する顆粒状の好酸性細胞質と明瞭な核膜，および乳頭癌としての典型的な核所見を示す．

b. 細胞所見

多くの腫瘍細胞は多稜形を示し，核は中央に位置する．しかし，腫瘍細胞が引き延ばされて円柱状となる場合は，核は偏在することもある（"尾状"細胞ないし"おたまじゃくし状"細胞）．細胞質は顆粒状で，細胞質の辺縁は明瞭である（写真8-13）．

リンパ球が存在することがある．

「悪性」の確定診断には，明らかな乳頭癌の核所見が必要である．

通常型乳頭癌と比較すると—

・核は大型で，より細長い傾向を示す．
・核クロマチンは時に粉末状ではなく，より顆粒状である．
・核小体が目立ち，中心に位置する．
・核分裂象をみることもある．
・砂粒体はあっても少ない．
・核内細胞質封入体はより頻度が高く，一つの核内に多発する傾向があり，"シャボン玉"のような印象を与える．

c. 判定の実際

高細胞型乳頭癌は最も侵襲性の高い亜型で，全乳頭癌の4〜16％を占める．高齢者に多く，乳頭癌の他の亜型よりも男性患者の比率が高い．本亜型と診断するためには腫瘍細胞の30％以上が高細胞であることが必要とされる．しかしながら，高細胞の比率が，10％ないしそれ以上である場合

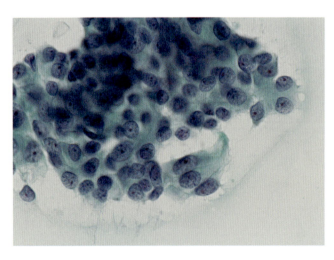

写真8-13　悪性（高細胞型乳頭癌）．集塊辺縁にみられる腫瘍細胞の丈は幅の3倍以上あり，細胞質は尾状である．

も予後は不良なので，高細胞成分を認識することは臨床的には意義がある．最大で90％の高細胞型乳頭癌は*BRAF* V600E変異がある．予後不良な乳頭癌にみられる*TERT*プロモーター突然変異は，通常型が10％以下であるのに対して，高細胞型乳頭癌では31％と明らかに高率にみとめられる．

高細胞型乳頭癌は乳頭癌の核所見，特に高頻度で容易に観察できる核の溝と核内細胞封入体が顕著にみられるため，認識されやすい．高細胞の特徴の認識は通常処理法より液状処理法での観察のほうが容易である．

8.2.7 円柱細胞型乳頭癌

a. 概　念

円柱細胞型乳頭癌（columnar cell subtype of papillary carcinoma）はクロマチンに富み，卵円形で偽重層を示す核と核上性もしくは核下性の細胞質内空胞をもち，大腸腺腫や分泌期子宮内膜に類似した円柱状細胞で特徴づけられる．腫瘍細胞は通常乳頭状に配列するが，索状，濾胞状のこともある．

b. 細胞所見

塗抹標本は細胞に富み，通常コロイドを欠く．

腫瘍細胞は乳頭状，集塊状，平面的シート状配列をとり，時に小型腺管構造をともなう．核は細長く偽重層化している．

一部に細胞質内空胞をもつことがある．

悪性の確定診断のためには，明らかな乳頭癌の核所見が存在することが必要である．

通常型乳頭癌と比較すると―

・乳頭癌の核所見（核の溝，核内細胞封入体）はやや明瞭さに欠ける．
・核クロマチンは，淡明ないし粉末状というよりは，むしろクロマチンに富む傾向を示す（写真8-14）．
・コロイドや囊胞化（マクロファージ）は通常みられない．

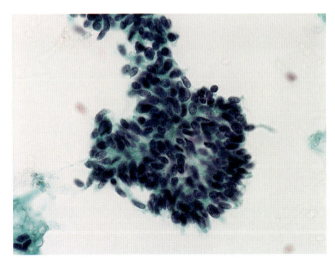

写真8-14　悪性（円柱細胞型乳頭癌）．腫瘍細胞は円柱状で，クロマチンは過染性である．

c. 判定の実際

円柱細胞型乳頭癌は乳頭癌の亜型の中で最もまれであり，全乳頭癌の0.4％以下である．患者は高齢男性に多い．特に甲状腺外進展をともなう場合は，侵襲性の強い腫瘍である．*BRAF* V600変異が症例の3分の1にみられる．円柱細胞型乳頭癌の暗調で重層化した核は，大腸や子宮内膜を原発とする腫瘍の転移に類似することがある．しかし，転移性癌に通常みられる壊死性背景は，円柱細胞型乳頭癌ではまれである．サイログロブリンやTTF-1などの免疫染色は有用である．しかし，PAX8は円柱細胞型亜型と婦人科癌の両者で陽性となり，また円柱細胞型亜型のCDX2陽性率は55％以下で，これらの2つのマーカーの診断的有用性は限定的である．

8.2.8 充実／索状型乳頭癌

a. 概　念

充実／索状型乳頭癌（solid / trabecular subtype of papillary carcinoma）は組織学的に乳頭状構造，濾胞状，コロイド貯留を欠く充実性領域からなり，少なくとも病変の50％以上を占める．腫瘍細胞は定型的な乳頭癌の核所見をもつ．

b. 細胞所見

塗抹標本はさまざまな程度の細胞密度を示す．通常，コロイドを欠く．

腫瘍細胞は結合性があり，合胞体性の三次元的組織片や小濾胞状／索状，または結節性を欠く均質な細胞として出現する（写真8-15）．

核は通常型乳頭癌の定型的所見を示すが，通常型と比べて細長くはなく（より円形），暗調である．線維血管性の間質をともなう真の乳頭状構造はまれか，あるいは欠如している．

c. 判定の実際

充実／索状型乳頭癌は，成人の乳頭癌の1～3％である．チョルノービリ（チェルノブイリ）原発事故での小児における発生頻度は30％以上と報告されている．本亜型は放射線被曝歴のない小児にも普通にみられる．本亜型の予後は通常型乳頭癌に比べると，成人例では不良である．

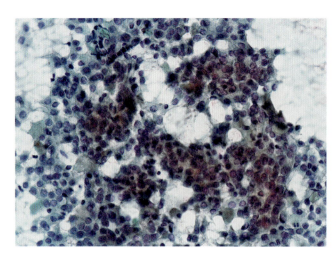

写真8-15　悪性（充実型乳頭癌）．乳頭癌細胞が小胞巣状に出現している．

本亜型の遺伝子プロファイルは通常型乳頭癌とは異なる．本亜型の*BRAF*突然変異は，通常型に比較して少ない．他方*RET*, *NTRK1/3*のような遺伝子融合は，本亜型に多い．*TERT*プロモーター突然変異は，本亜型のほうが通常型よりもやや高率である．特異度と感度についての基準がはっきりしていないので，細胞診で本亜型を術前に判定することは難しい．本亜型は「悪性」あるいは「悪性の疑い」（乳頭癌ないし濾胞型乳頭癌の疑い）と判定される例が多い．

重要な形態的な類似が本亜型と低分化癌（poorly differentiated carcinoma）との間に存在する．低分化癌は核の溝と核内細胞質封入体をもつことがあるが，通常はより顆粒状のクロマチンで核・細胞質比（N/C比）が高く，細胞質は乏しい．核分裂像や壊死の存在は低分化癌を示唆するが，常にあるとは限らない．

8.2.9　びまん性硬化型乳頭癌

a. 概　念

びまん性硬化型乳頭癌（diffuse sclerosing subtype of papillary carcinoma）は，片葉または両葉にびまん性に広がり，顕著なリンパ管浸潤や静脈浸潤，きわめて多数の砂粒体，扁平上皮化生，高度なリンパ球浸潤，そして著しい線維増生をともなう．

b. 細胞所見

塗抹標本では細胞密度は中等度～高度で，コロイドは乏しいか，あるいは欠如している．

腫瘍細胞は三次元的な球状集塊や炎症細胞が混じる結合性のある集塊を形成する．単層性の合胞体性乳頭状集塊も出現する．

腫瘍細胞は厚い細胞質をともない細胞境界明瞭で円形，多稜性または円柱状である．細胞集塊から突き出るホブネイル細胞もしばしば出現する．

通常型乳頭癌と比較すると—

・クロマチンはあまり淡明ではない．

・ごく少数の核内細胞質封入体や核の溝がみられる（症例の50％未満）．

・大型隔壁性または単房性の細胞質内空胞がよくみられる（写真8-16）．

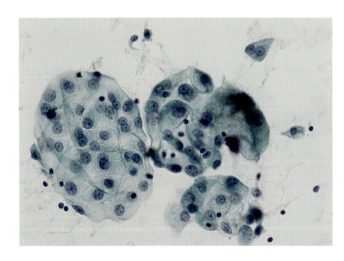

写真8-16　悪性（びまん性硬化型乳頭癌）．ミラーボール状集塊がみられ，その内部および背景にリンパ球が存在する．腫瘍細胞の細胞質には隔壁性細胞質内空胞がみられる．

- 扁平上皮化生がよくみられる．
- 背景に多くのリンパ球と砂粒体が出現する．

c. 判定の実際

本亜型は比較的まれで，全乳頭癌の約3％を占める．小児や若年成人によくみられる．チョルノービリ原発事故では，放射性ヨウ素に被曝した小児にみられた甲状腺乳頭癌の10％は本亜型である．典型例では橋本病またはリンパ腫のように甲状腺をびまん性に巻き込み，明瞭な腫瘤を形成しない甲状腺腫の像を呈する．超音波検査は広範囲な微小石灰化による特徴的な"吹雪状"を示す．

分子解析の結果では，本亜型では*RET*転座，特に放射線被曝例では*NCOA4::RET*が明らかにされた．20％の症例に*BRAF* V600Eが，13％に*ALK*再構成がみとめられた．穿刺吸引細胞診では多数の均質な小型リンパ球が出現する場合には，甲状腺炎またはリンパ腫と見誤られることがある．リンパ球性甲状腺炎においては濾胞細胞がしばしば出現し，核の溝と核内細胞質封入体が時に出現することは記憶しておく価値がある．さらに，びまん性硬化型乳頭癌では通常型乳頭癌の特徴的な核所見をみとめる率は低い．ホブネイル細胞，細胞質内空胞をともなう三次元的集塊，豊富な砂粒体，扁平上皮化生は，すべてびまん性硬化型乳頭癌の可能性を示唆する．

8.2.10　ホブネイル型乳頭癌

a. 概　念

ホブネイル型乳頭癌(hobnail subtype of papillary carcinoma)は，侵襲性の強い乳頭癌の1型で，乳頭状および微小乳頭状構造の混在が組織学的特徴である．これらの構造は，ホブネイル細胞，すなわち，先端に位置する核と，先端の細胞表面のふくらみおよび細胞の極性と接着性の喪失をともなう細胞によって覆われている．ホブネイル細胞が腫瘍の30％以上あれば，本亜型と診断される．

b. 細胞所見

腫瘍細胞の極性と接着性が消失している．

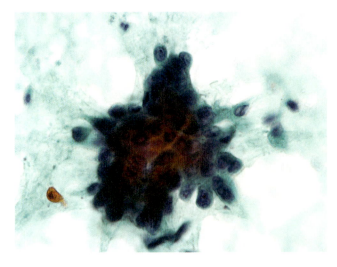

写真8-17　悪性（ホブネイル型乳頭癌）．集塊から飛び出すような腫瘍細胞がみられ，核はその先端に位置している．

核は偏在し，細胞質は先細り状の単一細胞（"彗星型"または"涙滴様"細胞）を示す．

核が偏在し，先端に位置した腫瘍細胞（ホブネイル細胞）が乳頭状または微小乳頭状集塊内にみられる（写真8-17）．

多発するシャボン玉状の核内細胞質封入体や定型的な乳頭癌の核所見が出現する．

セルブロック標本では，ホブネイル細胞で覆われた乳頭状または微小乳頭状構造がみられる．

c．判定の実際

本亜型は全乳頭癌の1％以下にみられるまれな腫瘍である．臨床経過は急激で，多くの患者は5年以内に死に至る．*BRAF* V600E突然変異は70〜80％の症例にみとめられる．*TP53*突然変異，*TERT*プロモーター突然変異，*PIK3CA*突然変異もよくみられる．穿刺吸引細胞診ではほとんどの例で「悪性」（乳頭癌）の判定が可能である．

8.3 関連する腫瘍

「WHO組織分類」第5版では，篩状モルラ癌は，乳頭癌の亜型から組織発生不明の癌として，その他の癌のグループに分類された．硝子化索状腫瘍はNIFTPなどとともに低リスク濾胞細胞由来腫瘍に分類された．

8.3.1 篩状モルラ癌

a．概 念

篩状モルラ癌（cribriform-morular carcinoma）はコロイドを欠く篩状および充実性構造により特徴づけられる．細胞は高細胞，円柱状または紡錘形で扁平上皮様モルラ（morule）が出現する．いくつかの乳頭癌の核所見がみられることがあるが，腫瘍細胞の核はしばしばクロマチンに富み偽重層化している．モルラ内の核にビオチン凝集により特有な淡明化（peculiar nuclear clearing）を示す症例がある（写真8-18）．

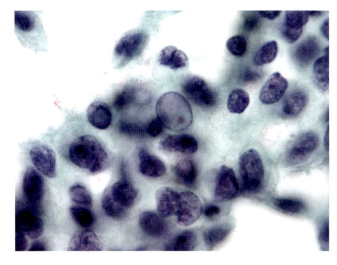

写真8-18 悪性（篩状モルラ癌）．ビオチン含有核がみられる．

b. 細胞所見

塗抹標本は細胞に富む.

コロイドを欠く.

高細胞,円柱状の腫瘍細胞が乳頭状構造を示す.

集塊内に紡錘形～卵円形細胞からなる円形～楕円形のスリット状の空隙が出現する(篩状パターン)(写真8-19).

渦巻き状構造(モルラ)をともなう細胞集塊が出現する.

背景に紡錘形形態をとる細胞がみられる.

核膜の肥厚した淡明な核が部分的に出現する.

核の溝は出現するが,核内細胞質封入体は通常型乳頭癌よりは少ない(症例の58%).

泡沫状あるいはヘモジデリン貧食組織球がしばしば背景に出現する.

硝子化物質が集塊内あるいは背景にみられることがある.

砂粒体,多核巨細胞を欠く.

腫瘍細胞は通常TTF-1を発現する.PAX8免疫染色の染色性は弱いか陰性である.サイログロブリン免疫染色は陰性である.

Wnt/β-カテニン回路の胚細胞性ないし体細胞性変異のために遺伝性,散発性いずれの症例でも,

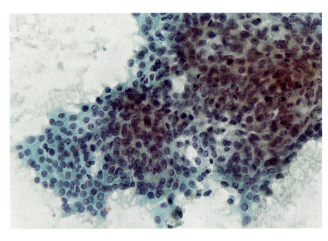

写真8-19 悪性(篩状モルラ癌).腫瘍細胞は大型細胞集塊として出現し,内部に空隙がみられる.

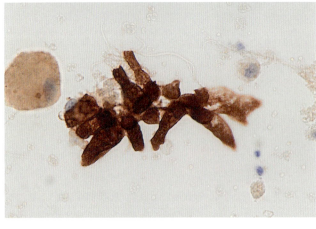

写真8-20 悪性(篩状モルラ癌).核や細胞質がβ-カテニンに陽性である.(β-カテニン免疫染色)

腫瘍細胞はβ-カテニン染色で核と細胞質に陽性を呈する（写真8-20）.

c. 判定の実際

篩状モルラ癌は，Wnt／β-カテニン回路の活性化によって誘導される組織発生不明の癌と位置づけられるようになった．若い女性に多く（全症例の97％），しばしば家族性大腸ポリポーシスやガードナー（Gardner）症候群を随伴する．しばしば大腸ポリポーシスの発生に数年先行して生じる．サイログロブリン陰性などの免疫染色所見は，本腫瘍の起源すなわち，甲状腺濾胞上皮との関連に疑問を投げかけている．

8.3.2 硝子化索状腫瘍

a. 概　念

硝子化索性腫瘍（hyalinizing trabecular tumor）は濾胞細胞由来の腫瘍で，索性間質内の硝子化物質と硝子化細胞質をもつ細長い多稜形細胞から構成される大型の索状構造よりなる．明瞭な核の溝，核内細胞質封入体など乳頭癌にもみられる特徴を示す．

b. 細胞所見

結合性のある腫瘍細胞が，アミロイド様の硝子化間質物質の周りに放射状に配列する（写真8-21）．
細胞は円形または紡錘形形態を示す．
核内細胞質封入体と核の溝は顕著である．
時に砂粒体が出現する．
細胞質内の核周囲に黄色小体（yellow bodies）が出現することがある．
乳頭状，シート状集塊はみられない．

c. 判定の実際

硝子化索状腫瘍は甲状腺腫瘍全体の1％以下である．女性に多く，全症例の80％以上を占める．

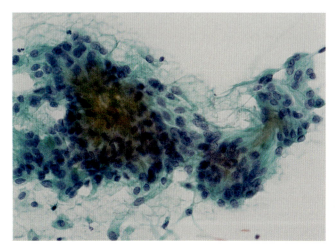

写真8-21　悪性の疑い（硝子化索状腫瘍）．
腫瘍細胞が硝子化間質物質を取り囲むように配列している．

平均年齢は50歳で，年齢の範囲は21〜79歳である．形態像は乳頭癌に類似しているが，遺伝子プロファイルでは*GLIS*再構成（*PAX8::GLIS3*がほとんどの例にみられ，*PAX8::GLIS1*はそれよりも少ない）がこの腫瘍に独特のものである．乳頭癌とは逆に，硝子化索状腫瘍では*RAS*や*BRAF* V600Eの突然変異はみとめられない．硝子化索状腫瘍の患者のそのほとんどが（99%以上）良好な臨床経過をとる．硝子化索状腫瘍では甲状腺全摘出術または放射性ヨウ素治療は通常必要とされない．硝子化索状腫瘍の形態学的特徴は乳頭癌と重複するため，穿刺吸引細胞診検体で認識することは非常に難しい．ほとんどの硝子化索状腫瘍は，「悪性」（乳頭癌）または「悪性の疑い」（乳頭癌の疑い）と判定される．MIB-1免疫染色での核ではなく細胞質の独特の陽性像は，硝子化索状腫瘍の診断を支持する．

8.4 臨床との関連

　乳頭癌は生物学的にも増殖進展が激しくなく，良好な予後が期待できる．5年生存率は96%，10年生存率は93%，20年生存率は90%以上と報告されている．

　穿刺吸引細胞診で乳頭癌が確定的な患者は，外科的治療へのコンサルテーションが推奨される．細胞診での乳頭癌の亜型分類は必要なく，一般臨床的対応に影響を与えない．手術治療の決定と術式の選択（葉切除か，甲状腺全摘出術か）は患者年齢と全身状態，腫瘍径と超音波検査での腫瘍の性状に依存する．乳頭癌であるとの細胞診断により，多くの場合では手術が行われる．積極的経過観察は非常に低危険度の患者群（たとえば臨床的転移，局所浸潤をともなわない微小乳頭癌や，明らかな細胞学的，あるいは分子的に高度侵襲性のない腫瘍）における即時手術の代替になる．甲状腺外進展や臨床的にリンパ節転移のない，腫瘍径が1〜4 cmの甲状腺癌患者にとって，初回の術式は甲状腺亜全摘術／全摘術または葉切除術である．葉切除単独は低危険度な乳頭癌には十分な治療かもしれないが，放射性ヨウ素治療を行う場合は，甲状腺全摘出術が選択される．他方，疾患の特徴や患者の希望に基づき経過観察が選ばれることもある．

　わが国では，超低リスク微小癌には積極的経過観察が推奨されている．

8.5 「甲状腺癌取扱い規約」との相違点

「ベセスダシステム」に記載されている乳頭癌の亜型について：
(1) 囊胞型 cystic subtype は，「取扱い規約」では亜型として取り上げられていない．
(2) 膨大細胞型 oncocytic subtype は，「取扱い規約」では好酸性細胞型 eosinophilic subtype とされている．
(3) 充実／索状型 solid/trabecular subtype は，「取扱い規約」では充実型 solid subtype とされている．

第9章

髄 様 癌

　髄様癌（medullary carcinoma）は全甲状腺癌の約1～2％を占める．髄様癌には散発性と遺伝性がある．散発性が全体の70～80％を占め，成人の単発性腫瘍としてみられることが多い．一方，遺伝性髄様癌は，通常，甲状腺両葉に多発性腫瘍としてみられ，発症年齢は症候群で異なる．髄様癌をともなう遺伝性症候群には多発性内分泌腺腫瘍症2A型，2B型（multiple endocrine neoplasia type 2A, 2B: MEN 2A, 2B）がある．MEN2型と遺伝性髄様癌は常染色体優性遺伝形式を示し，10番染色体上にある*RET*遺伝子の生殖細胞系列変異（germline mutation）によってRET受容体チロシンキナーゼの恒常的な活性化が起こる．ヒルシュスプルング（Hirschsprung）病や皮膚アミロイド苔癬が合併することがある．散発性髄様癌の約半数で*RET*遺伝子の体細胞変異が同定されている．一連の大規模調査では，散発性髄様癌と推測されていた症例にも1～7％の頻度で遺伝性髄様癌が確認されている．したがって，髄様癌患者の全例で*RET*遺伝子の生殖細胞系列変異の検査が行われることが望ましい．

　髄様癌の多くの症例で，特徴的な細胞形態や免疫染色結果，および間質のアミロイド沈着がみとめられる．髄様癌はさまざまな増殖パターン，細胞形，細胞質所見を示す．「WHO組織分類」第5版では，髄様癌を核分裂数，Ki-67のラベリングインデックス（標識率），腫瘍壊死の状態によって低異型度（low-grade）と高異型度（high-grade）に分けている．この分類は，穿刺吸引細胞診標本では適用されない．

9.1　概　念

　髄様癌は，カルシトニンを産生するC細胞由来の悪性内分泌腫瘍である．

9.2　細胞所見

　穿刺吸引細胞診標本の細胞数は中等度～多数である．多くの孤立散在性細胞と合胞体様の細胞集塊が種々の割合でみられる（写真9-1）．

　腫瘍細胞は形質細胞様，多稜形，類円形，紡錘形（写真9-2）で，時に長い細胞突起がみられる．通常，腫瘍細胞の多形性は軽度～中等度である．奇怪な巨細胞が混在することがある．

　核は類円形，卵円形ないしは紡錘形で，偏在核が多く，クロマチンは微細ないし粗顆粒状を呈する．"ごま塩状（salt and pepper）"と表現される．

　二核細胞がしばしば混在し，時に二核以上の多核細胞もみられる．通常，核小体は不明瞭である

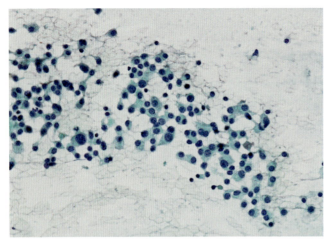

写真9-1　悪性(髄様癌).異型細胞が疎な結合性,あるいは孤立散在性を示している.

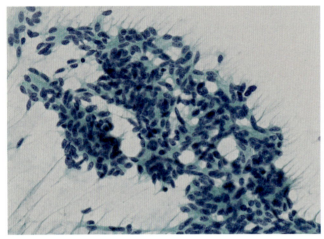

写真9-2　悪性(髄様癌).紡錘形細胞が集塊状に出現している.

が,一部に腫大した核小体をみとめる場合もある.時に核内細胞質封入体がみられるが,核の溝はあってもまれである.

　細胞質は顆粒状で,その広さはさまざまである.症例によっては,ロマノフスキー染色で赤紫色の細胞顆粒がみられることもある.まれに,細胞質にメラニン顆粒をみとめる.

　アミロイドは多くの症例に出現し,均質で密な濃縮コロイドに類似した物質としてみられる(写真9-3).パパニコロウ染色では淡緑色ないし青色に,ロマノフスキー染色ではふじ色に染まる.

　液状処理法では,微細な細胞質内空胞が目立つ場合がある.

　腫瘍細胞は,免疫染色でカルシトニン(写真9-4),CEA,神経内分泌マーカー(クロモグラニン,シナプトフィジン)やTTF-1が強陽性を示す.PAX8の免疫反応性はポリクローナル抗体ではさまざまな染色性を示すが,モノクローナル抗体を用いた場合は陰性である.サイログロブリンは陰性である.

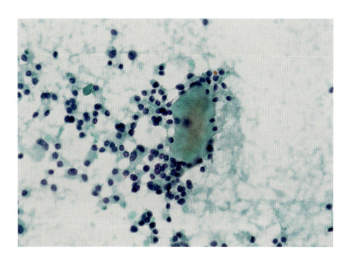

写真9-3 悪性（髄様癌）．アミロイドを取り囲むように小型腫瘍細胞が配列している．

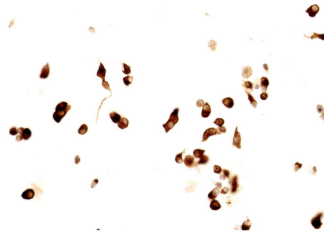

写真9-4 悪性（髄様癌）．腫瘍細胞はカルシトニンに陽性である．細胞の一部が突起状である．（カルシトニン免疫染色）

9.3 判定の実際

　髄様癌は細胞所見が多彩で，他の甲状腺腫瘍と共通する所見もあるため，細胞診断は必ずしも容易ではない．細胞診による髄様癌の確定診断の感度は，メタ分析の結果ではかなり低く，56％程度（範囲12〜88％）とされている．免疫染色は，髄様癌に細胞像が類似する腫瘍との鑑別に非常に有用である．一般に髄様癌はC細胞マーカー（カルシトニン，CEA），神経内分泌マーカー（シナプトフィジン，クロモグラニン）が陽性，サイログロブリンが陰性を示す．TTF-1とPAX8は髄様癌と濾胞細胞由来の腫瘍との鑑別には役立たない．アミロイドはコンゴーレッド染色で確認される．アミロイドと髄様癌に特徴的な悪性細胞の共存は，髄様癌の診断を支持する所見である．甲状腺結節，甲状腺摘出部の下床やリンパ節の穿刺吸引細胞診に使用した穿刺針洗浄液中のカルシトニン測定は診断に役立つ．特に，血中カルシトニンは上昇しているが，検体不足のための免疫染色が施行できない症例や，免疫染色の結果が確定的でない場合に有用である．

　髄様癌の鑑別診断には，すべての濾胞細胞由来腫瘍が含まれる．膨大細胞腫瘍にはしばしば豊富な顆粒状細胞質をもつ孤立散在性細胞が出現し，髄様癌の細胞に類似している．核内細胞質封入体

がある点で，乳頭癌と硝子化索状腫瘍にも類似している．膨大細胞型および高細胞型乳頭癌に出現する細長い細胞や豊富な細胞質は髄様癌にも出現する．低分化癌と髄様癌には同様の細胞構築（細胞密度の高い島状・胞巣状の集塊および孤立散在性細胞），二核細胞，顆粒状クロマチン，形質細胞様細胞がみとめられる．髄様癌と同様に，未分化癌には上皮様，形質細胞様，紡錘形，巨細胞など多彩な細胞が出現する．核分裂像やアポトーシスの増加，壊死がみられる場合は髄様癌よりも低分化癌あるいは未分化癌が考えられる．上記の濾胞細胞由来腫瘍との鑑別には，カルシトニン，CEA，シナプトフィジン，クロモグラニンの免疫染色が有用である．

　これ以外に，頭頸部に発生する神経内分泌腫瘍との鑑別も必要である．傍神経節腫や副甲状腺腺腫の細胞所見は髄様癌に類似し，ともにシナプトフィジン，クロモグラニン陽性を示す．鑑別には追加の免疫染色が必要で，髄様癌はでCEA（+），カルシトニン（+），サイトケラチン（CK）（+），傍神経節腫ではCEA（-），カルシトニン（-），PTH（+），GATA3（+）である．甲状腺やリンパ節の転移性神経内分泌腫瘍も髄様癌に類似し，血清カルシトニンが上昇する症例もある．特に，喉頭の中分化型神経内分泌腫瘍（異型カルチノイド）は，しばしばカルシトニンとCEAが陽性を示す．しかし，大半の喉頭異型カルチノイドはTTF-1陰性である．

9.4　臨床との関連

　細胞診による髄様癌判定とともに，術前検査として頸部超音波検査，血清カルシトニンとCEAの測定が行われる．臨床所見または検査所見から転移があると考えられる症例では，全身の画像検査が必要である．*RET*遺伝子の生殖細胞系列変異の検査も合わせて行う．遺伝性髄様癌の場合は，甲状腺手術に先立ち，褐色細胞腫と副甲状腺機能亢進症の評価を行う必要がある．褐色細胞腫のある症例では，甲状腺切除術よりも交感神経α/β受容体遮断薬の投与と副腎腫瘍切除を優先させる．髄様癌の外科治療では甲状腺全摘術と気管周囲リンパ節郭清が考慮される．進行例では，一時治療としてバンデタニブ（vandetanib，標的分子はRET, EGFR, VEGFR）やカボザンチニブ（cabozantinib，標的分子はRET, c-MET, VEGFR）などのチロシンキナーゼ阻害薬を用いた全身性の化学療法が行われる場合もある．

第10章
高異型度濾胞細胞由来非未分化癌

「WHO組織分類」第5版では，低分化癌（poorly differentiated carcinoma）と高異型度分化癌（high-grade differentiated carcinoma）を合わせた高異型度濾胞細胞由来非分化癌（follicular cell-derived non-anaplastic carcinoma, high-grade）が新たな組織型として設けられた．高分化癌（乳頭癌，濾胞癌，膨大細胞癌）と未分化癌の中間に位置づけられている．

高異型度分化癌は，乳頭状ないし濾胞状構造が明らかで，かつ核分裂像が多く，壊死をともなう癌腫である．他方，低分化癌は，通常これらの組織構築はみられず，充実性，索状，島状構造が一般的である．

本カテゴリーの2つの癌はいずれもまれな悪性腫瘍で，全甲状腺癌の1〜6.7％の頻度である．予後は良好とはいえず，放射性ヨウ素治療は無効である．

10.1　概　念

低分化癌は，島状，充実性，索状の増殖様式によって特徴づけられる濾胞細胞由来の甲状腺悪性腫瘍である．純粋に低分化成分のみからなる腫瘍では，甲状腺乳頭癌に特徴的とされる核所見はみられない．低分化癌の最も定型的な形態は島状所見であり，薄い血管結合組織で縁どられた充実性集塊あるいは島状集塊が観察される．乳頭癌や濾胞癌に典型的な形態を示す，より分化した成分を種々の割合でともなうことがある．

高異型度分化癌は，乳頭癌に典型的な核所見と構築をともなっているが，細胞異型が高度である．核腫大，核の多形や壊死がみとめられる．核分裂像は乳頭癌・濾胞癌よりも多い．少数の症例では濾胞状構造をともなう．

10.2　細 胞 所 見

島状，充実性，あるいは索状の構造は低分化癌を示唆する（写真10-1）．

細胞質は少なく，時に形質細胞様ないし好酸性細胞様を呈する悪性濾胞細胞からなる腫瘍である．核・細胞質比（N/C比）が高く，さまざまな程度の核異型がみられる．

コロイドは乏しい．

アポトーシスと核分裂像がみられる．

壊死はしばしばみられる．

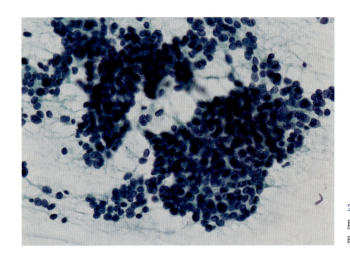

写真10-1 悪性(低分化癌). 小型裸核状腫瘍細胞が大型立体的集塊(島状構造を反映)として出現している.

10.3 判定の実際

　細胞診で低分化癌を認識することは難しい. なぜなら, 低分化癌と濾胞性腫瘍の細胞像がオーバーラップし, 低分化癌に特徴的とされる細胞像の特異度はそれほど高くないからである. 高異型度分化癌は, 乳頭癌の核や構築あるいは, 濾胞構造を観察することは比較的容易であるが, 腫瘍壊死や核分裂像が常に確認できるわけではないので, 細胞診での判定は容易ではない.

　術前の穿刺吸引細胞診では, 低分化癌は「濾胞性腫瘍」ないし「悪性」(高分化甲状腺癌)と判定されることが多い. 低分化癌は, 免疫染色ではサイログロブリンとPAX8は陽性, カルシトニンとCEAは陰性である. 低分化癌と高異型度分化癌は膨大細胞様の細胞質を示すことがあると, 膨大細胞性腫瘍の可能性が生じる. しかし, これらを鑑別できる免疫染色はない. 未分化癌との鑑別では, 未分化癌は通常サイログリン陰性であり, TTF-1は部分的に陽性になることがあるのに対して, 低分化癌や高異型度分化癌はサイログロブリン, TTF-1とも, びまん性陽性所見を示す.

10.4 分子・遺伝子学的所見

　高異型度濾胞細胞由来非未分化癌は3つの異なる経過によって生じる.
　1つ目は乳頭癌の脱分化ないし高異型度転化, 2つ目は濾胞癌ないし膨大細胞癌の脱分化ないし高異型度転化, 3つ目はデノボ(de novo)発生である.
　高異型度転化の過程をうながすのは, 後期に生じる突然変異である. よくみられるものは*TP53*とテロメラーゼ逆転写酸素(telomerase reverse transcriptase: *TERT*)突然変異であり, これらは未分化癌にも高頻度で出現する. 穿刺吸引細胞診検体を用いる分子レベルの検査は, 臨床的対応の選択に果たす役割は増大し続けると思われる.

10.5 臨床との関連

　高異型度濾胞細胞由来非未分化癌は予後不良で, 放射性ヨウ素療法耐性のために, "甲状腺全摘"

プラス"リンパ節郭清"という高分化甲状腺癌よりも侵襲性の大きな治療法が選択される．近年では，分子レベルの特徴に基づく治療も利用可能である．

10.6 「甲状腺癌取扱い規約」との相違点

「取扱い規約」の組織分類では，乳頭癌の亜型の1つとして，低分化癌を取り上げている．その項目中に 付）として高異型度分化癌が紹介されている．

組織診での診断はともかくとして，細胞診における低分化癌の判定は，頻度の高い他の組織型，たとえば通常型乳頭癌や濾胞性腫瘍に比べると，判定のための客観的指標に乏しいために，難渋する症例が少なくない．さらに「WHO組織分類」や「ベセスダシステム」が採用した高異型度分化癌や，高異型度濾胞細胞由来非未分化癌は，細胞診の判定は容易ではないと推測され，実際の臨床応用には適さないと考えられる．

このような理由で「取扱い規約」では形態学的所見からも臨床的動態からも甲状腺高分化癌（乳頭癌・濾胞癌）と未分化癌の中間に位置する病型は低分化癌としてまとめる従来どおりの立場を踏襲している．

第11章
未分化癌

　未分化癌（undifferentiated carcinoma / anaplastic carcinoma）は，全甲状腺癌の5％以下の頻度を示す，最も予後の悪い甲状腺悪性腫瘍である．ほとんどの患者は，診断されてから6カ月～1年のうちに死に至る．50歳以下の患者はまれである（10％以下）．

11.1　概　念

　未分化癌は強い多形性を示す濾胞細胞由来の悪性腫瘍で，上皮様あるいは紡錘形などの多彩な細胞形態を示す．甲状腺では扁平上皮癌（squamous cell carcinoma）は独立した組織型とはせずに，未分化癌に含めている．

11.2　細胞所見

　採取細胞量は症例によりさまざまであるが，一般的には中等量～多量である．腫瘍細胞は孤立散在性に，あるいは種々の大きさの集塊として出現する．
　腫瘍細胞は上皮様（円形～多稜形）あるいは紡錘形で，大きさは小型から巨大なものまでさまざまである（写真11-1）．形質細胞様細胞やラブドイド細胞もみられる．
　核には，腫大，不正形，顕著な多形性，ヘテロクロマチンやユークロマチンの不均一な凝集，著明な不整形核小体，核内細胞質封入体，核の極端な偏在，多核などがみられる．
　壊死，著明な炎症細胞浸潤（主として好中球で"膿腫"様といわれる），線維性結合組織などがみられることがある（写真11-2）．
　腫瘍の細胞質内への好中球浸潤をみることがある．核分裂像はしばしば多く，異常核分裂もみられる．破骨細胞様多核巨細胞（非腫瘍性）が目立つことがある（写真11-3）．
　腫瘍細胞は次のような免疫組織化学的および分子生物学的特徴を示す．
　・パンケラチン，PAX8，ビメンチンはしばしば陽性であるが，局所的のこともある．
　・TTF-1とサイログロブリンは通常陰性である．
　・*TP53*，*CTNNB1*（β-カテニン），*RAS*（*HRAS*, *KRAS*, *NRAS*），*BRAF* V600Eなどの遺伝子変異の頻度はそれぞれ多くて80％，70％，50％，30％である．
　・*TERT*プロモーター突然変異は65～75％の症例にみられる．

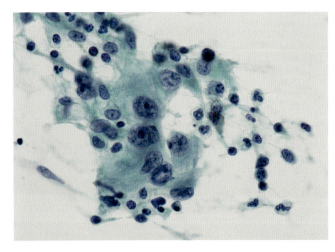

写真11-1 悪性（未分化癌）．腫瘍細胞は大型で，異型性が強い．

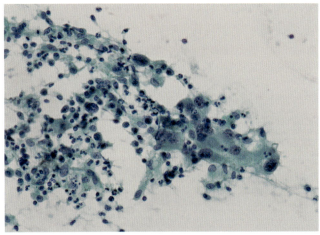

写真11-2 悪性（未分化癌）．背景に好中球がみられる．

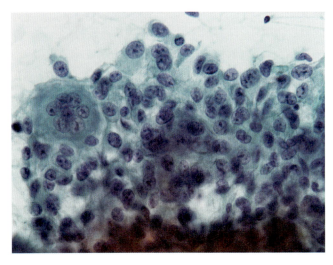

写真11-3 悪性（未分化癌）．腫瘍細胞と混在して，破骨細胞様多核巨細胞がみられる．

11.3 判定の実際

　採取細胞量はさまざまである．線維化や硝子化が非常に強い症例では，採取細胞量が少ない．線維化が目立つ症例では，細胞量が少ないために判断が難しい．広範囲に壊死がある症例では細胞成分が少なく，壊死に陥っていない腫瘍細胞はわずかである．急激な浸潤性増殖によって，横紋筋のような甲状腺周囲の組織が，腫瘍細胞とともに採取されやすい．

　「WHO組織分類」では，扁平上皮癌は独立した組織型ではなく，未分化癌の1型とされた．未分化癌と同様の生物学的態度を示し，臨床的にも未分化癌と同じ扱いをされる．

　未分化癌には，高分化甲状腺癌あるいは低分化癌の成分が併存することがある．その多くは乳頭癌であるが，濾胞癌や膨大細胞癌，低分化癌のこともある．

　分子生物学的変異のなかで，初期発癌遺伝子変異である*RAS*や*BRAF*の遺伝子変異はそれぞれ50％，30％以下の頻度でみられる．一方，後期発癌遺伝子変異であり脱分化に関与する*TP53*や*CTNNB1*（β-カテニン）の出現頻度は，それぞれ80％，70％以下である．

　*TERT*遺伝子のプロモーター領域の突然変異は，高分化癌，低分化癌，未分化癌の順に頻度が増加する．約65〜75％の未分化癌症例で，*TERT*プロモーター突然変異が観察される．ある未分化癌では，細胞周期に関与する遺伝子*CDKN2A*と*CDKN2B*に突然変異とコピー数の変異がみられる．*ATM*, *NFI*, *RBI*遺伝子の突然変異は未分化癌の10％に検出される．未分化癌の5〜10％には*MSH*, *MLHI*のようなDNAミスマッチ修復遺伝子に突然変異が生じる．

11.4 臨床との関連

　未分化癌患者の全生存率は，この20年以上変化していない．患者の5分の1は，経過中に気道閉塞をきたして気管切開を余儀なくされる．

　完全な外科的切除が最善の治療戦略である．切除前に，腫瘍を縮小させて切除しやすくするため，分割照射療法あるいは化学療法が行われることもある．放射性ヨウ素による抑制は，未分化癌の治療に効果的ではない．治癒の可能性が期待できない症例では，術後の放射線療法や化学療法の効果を上げるために，腫瘍量を減少させるための手術が行われる．45歳未満の患者や，甲状腺周囲組織への広範囲な浸潤や転移がなく，腫瘍が小さい患者の予後は，比較的良好である．分子標的療法のような新しい治療の出現は，未分化癌の治療に期待を抱かせる．

　*BRAFV 600E*突然変異は，ダブラフェニブ（dabrafenib）やトラメチニブ（trametinib）などの*BRAF/MEK*阻害剤による治療の対象になる可能性がある．高率の突然変異率，PD-L1高発現ないしマイクロサテライト不安定性やミスマッチ遺伝子修復機能の欠如は，免疫チェックポイント阻害剤療法の適用の指標になるかもしれない．*ALK*, *NTRK*, *RET*などの遺伝子融合も治療に関与する可能性をもっている．

第12章
転移性腫瘍，リンパ腫，甲状腺のまれな腫瘍

　遠隔臓器からの転移や甲状腺周囲臓器腫瘍の直接浸潤は，あまり多くはない．まれに甲状腺への転移が，遠隔臓器に発生した悪性腫瘍の最初の症状であることもある．転移性甲状腺癌として臨床的によくみられる腫瘍は，肺癌，乳癌，皮膚癌（特に黒色腫），大腸癌，腎癌などである．転移性腫瘍は次の3つのうちのいずれか1つを示すのが特徴である．すなわち，①直径2mm以下の孤立散在性の多発性結節，②単発性の大きな結節，③びまん性浸潤，である．通常の染色や特殊染色で，甲状腺原発腫瘍と転移性癌を区別できるが，臨床医による悪性腫瘍などの既往歴の依頼用紙への記載は，これらの鑑別の助けとなる．

　リンパ腫は原発性悪性腫瘍として甲状腺に発生することもあるし，全身性疾患の部分症として二次的に甲状腺に浸潤することもある．甲状腺に原発するリンパ腫のほとんどはB細胞由来である．リンパ腫は甲状腺腫瘍の約5％を占め，通常，橋本病をともなう．ホジキンリンパ腫とランゲルハンス細胞組織球症は甲状腺ではまれである．

12.1　転移性腎細胞癌

12.1.1　細 胞 所 見

　採取細胞量は中等量～多量である．
　腫瘍細胞は孤立散在性，小集塊，乳頭状集塊，あるいはシート状に出現する．
　細胞質は豊富で，淡染性，微細顆粒状，淡明，あるいは空胞状である．
　核は円形～卵円形で，しばしば大きな核小体がみられる（写真12-1）．
　標本はしばしば血性である．

12.1.2　判 定 の 実 際

　転移性腎細胞癌（metastatic renal cell carcinoma）の多くは淡明細胞型（clear cell type）で，単発性あるいは多発性結節としてみられる．原発性腫瘍を切除してから20年後でも生じることがある．
　淡明細胞型腎細胞癌と，濾胞性腫瘍および細胞腫瘍との区別は難しい．特に腎細胞癌が潜在性の場合や，腎細胞癌の既往が依頼書に記載されていない場合には難しい．甲状腺のマーカー（サイログロブリン，TTF-1，カルシトニン）や腎癌のマーカー（RCC抗原，CD10など）の免疫染色が鑑別に役立つ．しかし，PAX8は鑑別診断の指標とはなりえない．

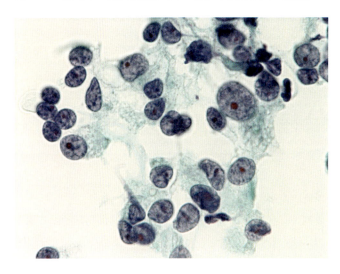

写真12-1 悪性（転移性腎細胞癌）．核小体が目立つ．細胞質は淡明で泡沫状である．

12.2 転移性悪性黒色腫

12.2.1 細胞所見

採取細胞量は中等量〜多量である．

多くの細胞は結合性をもたない．

腫瘍細胞の大きさや形状はさまざまで，形質細胞様細胞，紡錘形細胞，未分化な細胞なども含まれる．

核は大きく，しばしば偏在する．

核内細胞質封入体がみられることもある．

細胞質内に色素がみられる頻度は高くない．色素は腫瘍細胞であれば微細顆粒状で，組織球であれば粗大顆粒状である．

腫瘍細胞は通常S-100タンパク，メランA，SOX-10，HMB-45に陽性である．

12.2.2 判定の実際

まれではあるが，メラニン色素（melanin pigment）をもつ甲状腺髄様癌が報告されている．免疫染色でカルシトニン陽性であれば，髄様癌と判定される．

悪性黒色腫（malignant melanoma）と甲状腺未分化癌の鑑別は難しいことがある．悪性黒色腫の細胞診標本は甲状腺未分化癌よりも一般的に細胞量が多く，孤立細胞は壊れていない．鑑別には免疫染色が役に立つ．

12.3 転移性乳癌

12.3.1 細胞所見

採取細胞量は中等量〜多量で，卵円形あるいは多稜形の均質な細胞がみられる．

腫瘍細胞は孤在性，あるいは小集塊として出現する．孤在性細胞はその細胞質を保っている．

免疫染色では，腫瘍細胞はしばしばエストロゲン受容体，プロゲステロン受容体，GATA3，マンマグロビン（mammaglobin）に陽性で，TTF-1，PAX8，サイログロブリンに陰性である．

12.3.2　判定の実際

　乳癌は，甲状腺へ転移する腫瘍のなかで最も一般的なものの1つであり，そのほとんどは浸潤性乳管癌（invasive ductal carcinoma）である．

　転移性乳癌の多くは腫瘍性濾胞細胞に類似している．浸潤性乳管癌の細胞は濾胞性腫瘍の細胞よりも大きいが，膨大細胞腫瘍の細胞よりも小さい．小型濾胞の存在は転移性乳癌よりも甲状腺腫瘍を示唆する．

　免疫染色は転移性乳癌と良性および悪性の甲状腺・副甲状腺腫瘍との鑑別に役立つ．サイログロブリン，TTF-1，カルシトニン，PAX8は甲状腺マーカー，エストロゲン受容体，プロゲステロン受容体，マンマグロビン，GATA3は乳腺マーカー，パラトルモン，GATA3は副甲状腺マーカーである．

12.4　転移性肺癌

12.4.1　細胞所見

　孤立散在性細胞ないし細胞集塊として出現する（写真12-2）．
　細胞は小型で，細胞質は少ない．
　卵円形ないし細長い核や，木目込み細工様配列核がみられる．
　クロマチンは微細顆粒状である．
　核小体は目立たない．
　核分裂像や壊死をみとめる．
　免疫染色では，神経内分泌マーカーが陽性である（小細胞癌）．

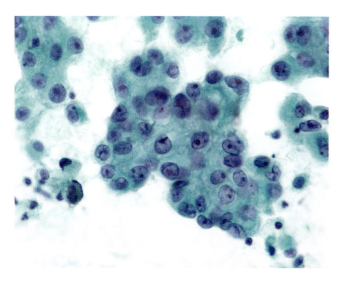

写真12-2　悪性（転移性肺癌）．核小体や核形不整が目立つ異型細胞が集塊状に出現している．

12.4.2　判定の実際

　転移性肺小細胞癌 (small cell carcinoma) は甲状腺の高異型度濾胞細胞由来癌 (低分化癌) に類似しているが，核や細胞質が脆弱なために，甲状腺原発の腫瘍に比べてより塗抹時のアーチファクトが起こりやすい．免疫染色では，転移性肺小細胞癌と甲状腺低分化癌はともにTTF-1陽性である．

　肺小細胞癌はシナプトフィジン，クロモグラニン，INSM-1などが陽性，甲状腺低分化癌ではPAX8，サイログロブリンが陽性である．

　肺原発の腺癌はTTF-1免疫染色陽性なので，この抗体は甲状腺癌との鑑別に使用できない．肺腺癌は甲状腺の濾胞性腫瘍よりも核異型が強いのが特徴である．肺由来の転移性腺癌は細胞質内に粘液を含む可能性が高い．

　肺扁平上皮癌と甲状腺未分化癌に含まれる扁平上皮癌成分は形態学的所見や免疫染色のみでは鑑別できない．

12.5　その他の転移性悪性腫瘍

　まれな転移性甲状腺腫瘍の例として胃癌 (印環細胞癌) などがあげられる．穿刺吸引細胞診の判定にあたっては臨床情報や免疫染色が参考になる．

12.6　甲状腺のリンパ腫
12.6.1　細胞所見

　リンパ腫 (lymphoma) からの採取細胞量は非常に多く，結合性を示さない円形～やや卵円形の異型リンパ球がみられる．

　背景には多量のlymphoglandular bodiesが存在し，乾燥固定塗抹標本でのロマノフスキー染色で最もよく観察できる．

　辺縁帯リンパ腫細胞は成熟小型リンパ球の大きさの約2倍である．

　パパニコロウ染色では，核は小包状のクロマチンを呈し，核小体は小さい．ロマノフスキー染色では，びまん性大細胞型B細胞リンパ腫の細胞質は中等度～豊富で，塩基性を示す．

　核クロマチンは粗顆粒状で，1つあるいはそれ以上の著明な核小体をもつ．

12.6.2　判定の実際

　甲状腺に発生するリンパ腫の大半はB細胞 (98％) 由来の非ホジキンリンパ腫 (non-Hodgkin lymphoma) で，その3分の2が先行病変として橋本病を合併している．甲状腺非ホジキンリンパ腫のほとんどはびまん性大細胞型B細胞リンパ腫か，粘膜関連リンパ組織 (MALT) 由来の節外性辺縁帯B細胞リンパ腫 (MALT lymphoma) である．甲状腺リンパ腫と橋本病との区別は難しいこともある．リンパ腫の細胞診には，少なくとも3つのパターンがある．1つ目は小型リンパ球と大型リンパ球が混在する場合である．このパターンは橋本病でもよくみられるが，好酸性細胞，濾胞上皮細胞，形質細胞などがみられない場合はリンパ腫の診断が可能である．2つ目は，同じような大型リンパ

球がびまん性にみられる場合で，形態的にリンパ腫の診断が可能である．3つ目は，同じような小型リンパ球ばかりがみられる場合で，リンパ腫かもしれないし，非活動性の甲状腺炎かもしれない．形態的にはっきりしない症例においては，免疫表現型検査がリンパ腫の診断に必須である．橋本病とリンパ腫の間に同一のクローンが存在することもある．また，フローサイトメトリーにおいて，橋本病の患者でB細胞性単クローン性所見も報告されている．したがって，フローサイトメトリーの結果を解釈するには，注意が必要である．

リンパ腫が二次的に甲状腺に浸潤する頻度は，甲状腺にリンパ腫が原発するよりも，頻度が高い．全身に広がりのみられるリンパ腫患者の約20％は甲状腺へも浸潤する．

12.6.3　節外性辺縁帯B細胞リンパ腫（MALTリンパ腫）

MALTリンパ腫の細胞診標本は非常に細胞量が多く，リンパ球孤立性に，あるいは集塊状に出現する．多量のlymphoglandular bodiesが存在する．リンパ腫細胞は小型〜中型で，成熟小型リンパ球の約2倍の大きさがある（写真12-3）．多くのリンパ腫細胞は中等量の細胞質をもつ．

小型核小体が存在する．偏在性の核，粗大クロマチン，目立つ核小体などを示す大型細胞が少数みられる．これらの細胞がより数の少ない胚中心細胞，単球様B細胞，形質細胞などと混在する．形質細胞様細胞が優位を占める症例もある．しばしば少数の濾胞上皮細胞や好酸性細胞がリンパ球と混在する．

12.6.4　びまん性大細胞型B細胞リンパ腫

びまん性大細胞型B細胞リンパ腫（diffuse large B-cell lymphoma）の細胞診標本は非常に細胞量が多く，多量のlymphoglandular bodiesが背景にみられる（写真12-4）．出現細胞はほぼ均質で，結合性のない大型リンパ球である．乾燥固定塗抹標本のロマノフスキー染色では，リンパ腫細胞は中等量〜豊富な塩基性の細胞質をもち，核クロマチンは粗大で，1つあるいはそれ以上の核小体がみられる．細胞質のない裸核が多数みられ，壊死性破壊物がみられることがある．濾胞上皮細胞は通常みられない．びまん性大細胞型B細胞リンパ腫と橋本病の区別は，一般的には難しくはない．

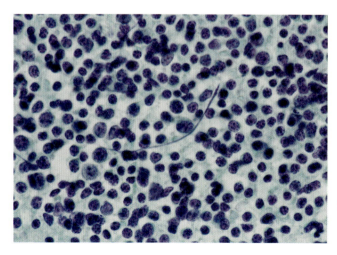

写真12-3　悪性（節外性辺縁帯B細胞リンパ腫）．中型の異型リンパ球が密に出現している．

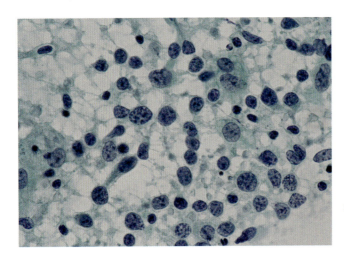

写真12-4 悪性（びまん性大細胞型B細胞リンパ腫）．リンパ腫細胞は大型で，背景にlymphoglandular bodiesがみられる．

12.6.5 ホジキンリンパ腫

ホジキンリンパ腫（Hodgkin lymphoma）はまれで，甲状腺原発上皮性腫瘍や甲状腺炎と臨床的にも，細胞診でも類似することがある．穿刺吸引細胞診での採取細胞量は症例によりさまざまである．ある症例では，リード・ステルンベルグ（Reed-Sternberg）細胞が小型リンパ球，形質細胞，好酸球，組織球，線維芽細胞，毛細血管などを背景に出現する．

12.7　甲状腺のまれな腫瘍

12.7.1　傍神経節腫

a．概　念

傍神経節腫（paraganglioma）は傍神経節に由来する甲状腺内神経内分泌腫瘍である．

b．細胞所見

中等度の細胞量．
赤血球の多い背景．
細胞は集塊状に配列，時に小濾胞状．
少数の孤在性細胞と裸核．
壊れていない細胞の細胞質は顆粒状で，細胞の輪郭はやや不明瞭なことが多い．
細胞質が空胞状になることがある．
核クロマチンは粗大である．核内細胞質封入体がみられることがある．
異染性の細胞質内顆粒をもつ細胞がある．

c．判定の実際

甲状腺原発の傍神経節腫は非常にまれである．甲状腺の硝子化索状腫瘍や髄様癌にも類似した形態を示す．

12.8　ランゲルハンス細胞組織球症
12.8.1　概　念
　ランゲルハンス細胞組織球症 (Langerhans cell histiocytosis) は種々の程度の好酸球をともなう樹状ランゲルハンス細胞の増殖である．

12.8.2　細 胞 所 見
　中等量～多量の不整（深い核の陥凹／溝）と抱負な淡明で空胞状の細胞質をもつ．ほとんどが孤立性に出現する単核あるいは多核のランゲルハンス細胞で，好酸球が出現する．濾胞細胞やコロイドは少ないか，あるいはみられない．

12.8.3　判 定 の 実 際
　判定の鍵は，腫瘍性ランゲルハンス細胞の特徴的所見，特に豊富な泡沫状の細胞をともなう奇怪でいびつな核を認識することである．もし好酸球が目立つなら，それはもう1つの診断上の有用な鍵である．ランゲルハンス細胞組織球症は，乳頭癌，髄様癌，低分化癌，濾胞性腫瘍などと間違われてきた．診断は免疫染色で確認できる．ランゲルハンス細胞はCD1aとランゲリンに陽性である．

12.9　粘 表 皮 癌
12.9.1　概　念
　粘表皮癌 (mucoepidermoid carcinoma) は，扁平上皮細胞と粘液産生細胞への分化を示す上皮性悪性腫瘍である．

12.9.2　細 胞 所 見
　扁平上皮細胞（非角化型と角化型）と粘液産生細胞が種々の割合で出現する．角化真珠 (keratin pearl)，粘液含有細胞，細胞外粘液，好酸球が特徴的である．

12.9.3　判 定 の 実 際
　粘表皮癌は唾液腺に多い腫瘍である．甲状腺原発粘表皮癌はまれで，全甲状腺悪性腫瘍の約0.5％を占める．乳頭癌との合併が症例の約半数にみられる．細胞診での診断は困難で，いわゆる"中間型"扁平上皮細胞（非角化型立方形細胞），角化細胞，粘液産生細胞の混在を同定することが診断には必要である．鑑別診断は，乳頭癌および甲状腺では未分化癌に含まれる扁平上皮癌である．甲状腺の粘表皮癌の免疫染色では，通常サイログロブリンとTTF-1が陽性である．

12.10　好酸球増殖をともなう硬化性粘表皮癌
12.10.1　概　念
　好酸球増多をともなう硬化性粘表皮癌 (sclerosing mucoepidermoid carcinoma with eosinophilia:

SMECE）は，唾液腺の粘表皮癌に類似した腫瘍で，甲状腺ではまれである．甲状腺粘表皮癌のように，好酸球増多をともなう硬化性粘表皮癌はTTF-1に陽性であるが，サイログロブリンが陰性である点が甲状腺粘表皮癌と異なる．

12.10.2 細胞所見

細胞量が多い．
孤立散在性細胞と充実性扁平上皮巣がみられる．
核は円形ないし楕円形で，核小体は明瞭である．
稠密な中等量の細胞質．
空胞状の細胞質をもつ細胞をみることがあり，腺様の所見を示す．
リンパ球が混在している．
多数の好酸球をみとめる．
背景には壊死塊と粘液がみられる．

12.10.3 判定の実際

通常は橋本病の患者に随伴してみとめられる．分子検査の結果は，濾胞細胞由来の甲状腺癌の特徴を備えていない．

12.11 分泌癌

12.11.1 概念

分泌癌（secretory carcinoma）は，組織学的にも細胞学的にも乳腺の分泌癌に類似している上皮性悪性腫瘍である．

12.11.2 細胞所見

細胞量が多い．
細胞はシート状に，あるいは偽乳頭状に分岐して配列する．
核は円形で，核小体が目立つ．核の溝もみられる．
細胞質は顆粒状，空胞状である．
孤在性に大型の細胞質内空胞が出現することがある．

12.11.3 判定の実際

かつては乳腺類似分泌癌（mammary analog secretory carcinoma）とよばれていた．免疫染色では，腫瘍細胞はマンマグロビン，GCDFP-15，S-100タンパク，p63に陽性，PAX8に弱陽性，TTF-1，サイログロブリンに陰性である．唾液腺や乳腺に発生する類似腫瘍と同じく，甲状腺の乳腺相似分泌癌でも*ETV6::NTRK3*融合遺伝子が存在する．

12.12 異所性胸腺腫
12.12.1 概　念
　甲状腺胸腺腫（異所性胸腺腫：ectopic thymoma）は甲状腺内に発生した胸腺上皮性腫瘍である．

12.12.2 細胞所見
　細胞学的特徴は，胸腺腫のタイプによって異なる．

a． A型胸腺腫
孤立散在性，および強く結合する集塊状の紡錘形細胞．
異型性の乏しい卵円形ないし紡錘形の核．
微細顆粒状クロマチン．
核小体は目立たないか，あるいはみられない．
紡錘形細胞の細胞質は乏しいか，あるいはみられない（裸核）．
背景に小型の成熟リンパ球．

b． B型胸腺腫
成熟リンパ球と多稜形上皮性細胞の集塊とが混在する標本で，細胞量はさまざまである．
上皮性細胞は異型性の乏しい円形核と微細顆粒状クロマチンが特徴である．
核小体は小さいか，あるいはみられない．
上皮性細胞の細胞質は中等量ないし豊富である．

c． 判定の実際
　胸腺腫は前縦隔に最も一般的に発生するが，まれに甲状腺下極に発生することがある．残存正常胸腺組織が甲状腺胸腺腫にともなうことがある．
　B型胸腺腫はリンパ腫や乳頭癌に似ているのに対し，A型胸腺腫は間葉系腫瘍，カルチノイド腫瘍に似ていることがある．
　甲状腺には甲状腺内胸腺癌（intrathyroid thymic carcinoma: ITC）が発生する．甲状腺内胸腺腫（intrathyroid epithelial thymoma : ITET），胸腺様分化を示す癌（carcinoma showing thymus-like differentiation: CASTLE）ともよばれる（写真12-5, 12-6）．本腫瘍は低悪性度を示す．

12.13 胸腺様分化をともなう紡錘型細胞腫瘍
12.13.1 概　念
　胸腺様分化をともなう紡錘形細胞腫瘍（spindle epithelial tumor with thymus-like differentiation: SETTLE）は組織学的に分葉状構造を示し，腺管構造と紡錘形上皮性細胞からなる二相性の細胞構成によって特徴づけられるまれな甲状腺悪性腫瘍である．おそらく，鰓嚢あるいは遺残胸腺から発生する．

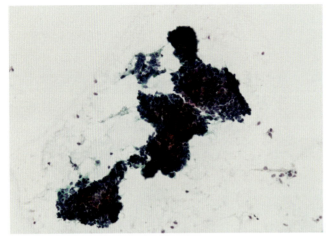

写真12-5 悪性(甲状腺内胸腺癌).異型細胞が充実性集塊として出現している.

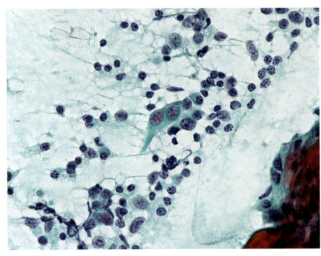

写真12-6 悪性(甲状腺内胸腺癌).異型細胞は紡錘形で細胞質が厚い.背景にリンパ球や形質細胞がみられる.

12.13.2 細胞所見

細胞量は多量または中等量.
ばらばらになった均質な紡錘形細胞で,核は卵形で異型性が乏しい.
一部に紡錘形細胞の集塊や集簇がみられる.
時に上皮性細胞の集塊がみられる.
核分裂像はまれか,あるいはみられない.
紡錘形細胞はサイトケラチンとビメンチンに陽性で,サイログロブリンとカルシトニンは陰性.

12.13.3 判定の実際

胸腺様分化をともなう紡錘形細胞腫瘍を細胞診で的確に診断することは困難である.髄様癌やその他の紡錘形細胞はサイトケラチンとビメンチンに陽性で,サイログロブリンとカルシトニンは陰性である.

12.14　甲状腺のその他のまれな原発性腫瘍

多くの良性間葉系腫瘍(脂肪腫,血管腫,神経鞘腫,平滑筋腫)が甲状腺に発生する.まれに,肉腫が甲状腺に発生する.頻度が高いのは,血管肉腫,滑膜肉腫,骨肉腫などである.これらの甲状腺原発の肉腫の細胞像は他臓器発生症例と同様である.

12.15　臨床との関連

12.15.1　転移性腫瘍

穿刺吸引細胞診で甲状腺への転移性腫瘍であることが確実であれば一般的には手術はしないが,転移性腫瘍が疑われた場合は手術をしないとは限らない.腫瘍専門医への紹介が推奨される.

12.15.2　リンパ腫

甲状腺ホジキンリンパ腫は,放射線療法の有無にかかわらず,しばしば外科的切除と化学療法が行われる.非ホジキンリンパ腫に対しては,併用療法(手術,放射線療法,化学療法の２つあるいはそれ以上)が一般的である.

12.15.3　甲状腺原発のまれな腫瘍

外科的切除(葉切除術あるいは準全摘術)が一般的に行われる.

第13章
臨床的見地と画像検査

　近年の甲状腺学（thyroidology）には，次のようないくつかの進展がみられている．
　まず，内分泌学は専門領域として確立し，さらに臓器ごとに専門分化した．強力な超音波スキャナー（ultrasound scanner）などの超音波技術の進歩，ドップラー（Doppler）やエラストグラフィ（elastography）などの新しい技法の発達と，これらの臨床応用の標準化が進められた．そして，甲状腺画像報告書およびデータシステム（Thyroid Imaging Reporting & Data System: TI-RADS）スコアなどが作成され，標準化に向けて動いている．
　アイソトープの使用は減少したが，機能性結節の検出にはシンチグラフィ（scintigraphy）は引き続き使用されており，^{99}Tc-Mibiが開発された．
　予防的甲状腺全摘術は減少し，縮小手術やロボット手術の一般化が進められている．
　超音波ガイド下穿刺吸引細胞診が普及している．甲状腺細胞診報告は「ベセスダシステム」による細胞診判定と用語の標準化が進められている．甲状腺穿刺吸引細胞診全体に適用できる分子診断の導入が進み，進展している．
　治療方針決定にあたって，いくつかの診断手法が追加されることがある．
・穿刺吸引細胞診の再検結果が「不適正」の場合の針生検組織診
・縦隔甲状腺腫のような結節に対しての頸部縦断的CTスキャン
・機能性結節の^{123}Iシンチグラフィ
・意義不明な結節の所見の再評価，^{99}Tc-Mibiスキャンや分子検査用の穿刺吸引細胞診検体の追加採取

　各々の利点や弱点を説明したうえで，以下のような中からいくつかの対応策が患者に提示される．
・良性結節や微小癌（microcarcinoma）に対する積極的経過観察（active surveillance）
・従来のやり方による甲状腺癌の管理
・中毒性結節に対する放射性ヨウ素療法
・嚢胞性結節に対する排液後の1回ないし複数回の経皮的エタノール注入
・葉切ないし甲状腺全摘術．従来どおりの手術ないしロボット手術
・結節が明らかに良性の場合は，レーザーを使用するサーモアブレーション（thermoablation），HIFU，あるいはマイクロ波

　必要に応じて専門家からなる検討会を開催する．

13.1　超音波検査による悪性の危険度

　超音波検査による悪性の危険度の階層化には，2つの目的がある．1つは，数量化した悪性の危険度推定の試みによって，甲状腺超音波検査の報告を標準化することである．もう1つは，穿刺吸引細胞診の適応についての基準を提供することにある．

　ここで，超音波検査所見のパターンによって分類する2つのシステムを紹介する．

　1つ目は，米国臨床内分泌医学会（The American Association of Clinical Endocrinologist: AACE）によるもので，悪性の危険度を3つのカテゴリーに分類するシステムである．

・非常に低い悪性の危険度（very low risk）：1％
・中間的な悪性の危険度（intermediate risk）：5〜15％
・高い悪性の危険度（high risk）：50〜75％

　もう1つは米国甲状腺学会超音波パターンシステム（American Association Sonographic Pattern System: ATASPS）である．これも結節の悪性の危険度を良性から高度の悪性疑いまで5段階に分類する．

・良性（benign）：1％
・非常に低い悪性の危険度（very low suspicion）：＜3％
・低い悪性の危険度（low suspicion）：5〜10％
・中間的な悪性の危険度（intermediate suspicion）：10〜20％
・高い悪性の危険度（high suspicion）：70〜90％

　他方，米国放射線学会（American College of Radiology: ACR）によるTI-RADSは点数制のシステムである．超音波検査所見は点数によって評価される．各結節の点数は合算され，その総計に1〜5のスコアが与えられる．スコア値が大きいほど悪性の危険度が高い．

　　TR1：良性（Benign）
　　TR2：疑いなし（Not suspicious）
　　TR3：軽度の悪性疑い（Mildly suspicious）
　　TR4：中等度の悪性疑い（Moderately suspicious）
　　TR5：高度の悪性疑い（Highly suspicious）

　TR1，TR2では，穿刺吸引細胞診は推奨されない．

　TR3〜TR5では，結節の大きさがそれぞれ2.5 cm以上，1.5 cm以上，1.0 cm以上の場合に穿刺吸引細胞診が推奨される．

13.2　穿刺吸引細胞診の適応

　甲状腺結節の臨床的対応は，臨床情報や超音波検査結果，そして穿刺吸引細胞診の判定をもとにして決められる．悪性の危険度の階層化システムは，経過観察にするか手術するかを選択する際に用いられる．たとえば，細胞診で「不適正」とされても超音波検査で良性のカテゴリーであれば，悪性の危険性は無視できると考えられるので，穿刺吸引細胞診の再検は施行せず，経過観察される．

　階層化された超音波検査結果のそれぞれのカテゴリーについて細胞診判定には何が求められてい

るのであろうか．たとえば，超音波で"軽度の悪性疑い"とされた結節は，癌の可能性は低い．この場合，誤陰性（false negative）には濾胞癌や濾胞型乳頭癌が含まれる．細胞診の判定は誤陽性（false positive）も避けなければならない．"高度の悪性疑い"結節に対しては，不必要な手術の回避を目指さなければならない．"中等度の悪性疑い"結節には高率に鑑別困難的な細胞診判定がなされるが，これにも同様な配慮が必要である．

13.3 穿刺吸引細胞診施行後の結節の扱い

　超音波検査で悪性の可能性が示唆された場合，学会のガイドラインでは，わが国では5 mm以上，米国では1 cm以上の結節に対して穿刺吸引細胞診の適応とされる．

　超音波検査で高危険度の結節が細胞診で「意義不明の異型」，「濾胞性腫瘍」ないし「悪性の疑い」と判定された場合は，手術が行われる．米国のいくつかの内分泌学関連学会のガイドラインでは，良性結節については最初は1〜2年間隔で，その後は3〜5年間隔での超音波検査による経過観察が推奨されている．経過観察中に結節の容量が50％以上に増大している場合は，穿刺吸引細胞診の再検が考慮される．

第 14 章
分子検査とその他の補助的検査

　甲状腺腫瘍のゲノムレベルの知見は，穿刺吸引細胞診の判定の向上にも寄与している．甲状腺腫瘍管理ガイドラインには，穿刺吸引細胞診による分子検査の適用が徐々に取り入れられている．「意義不明な異型」や「濾胞性腫瘍」判定の甲状腺結節には分子診断が用いられている．これらの結節に対する分子検査は悪性の危険度や，積極的経過観察か手術かの決定に関する情報も提供する．さらに近年，甲状腺穿刺吸引細胞診の分子検査は，甲状腺癌患者の予後に関するバイオマーカー開発の手段にもなっている．

14.1　甲状腺腫瘍の分子レベルの変化

　甲状腺穿刺吸引細胞診の分子学的診断は，主として核酸をベースにした検査戦略に焦点をあてていた．しかし，甲状腺腫瘍のゲノム変異は，DNA レベルのほかにもメッセンジャー RNA（mRNA）やマイクロ RNA（micro RNA）にもみとめられる．

14.1.1　DNA レベルの変異

　大規模な腫瘍ゲノム研究により，甲状腺腫瘍にヌクレオチドの亜型，挿入，欠失，遺伝子融合，コピー数の変異が確認された．これらは，MAPK（RAS-RAF-MEK-ERK），PI3K/AKT/mTOR シグナル回路の過剰活性化に起因する．
　甲状腺腫瘍の組織型とドライバー遺伝子の変異の関係は，以下のような事項が明らかにされている．

- *BRAF* V600E 突然変異や *BRAF* 系遺伝子発現プロファイル（*RET*，*BRAF* 遺伝子融合など）を示す他のドライバー変異は，甲状腺癌，特に通常型乳頭癌と高細胞型乳頭癌にきわめて特異的である．
- *ALK* と *NTRK* の融合は乳頭癌，特に濾胞構造優位の通常型乳頭癌や浸潤性の濾胞型乳頭癌に高い特異性を示す．
- *HRAS*，*KRAS*，*NRAS*，*BRAF* K601E，*EIF1AX*，*PTEN*，*DICER1* に突然変異のある *RAS* 系異変と，*PPARG* ないし *THADA* を含む遺伝子融合は，癌との鑑別が問題となる腫瘍にみられる．具体的には，このような変異は，濾胞腺腫，濾胞癌，NIFTP，浸潤性被包化濾胞型乳頭癌を含む良性および悪性の濾胞パターンをもつ腫瘍に出現する．
- *TP53*，*TERT* プロモーター，*AKT1*，*PIK3CA* の突然変異は，侵襲性の強い甲状腺癌発生段階の後期に起こる．遠隔転移を示す分化型甲状腺癌，低分化癌，未分化癌では，これらの遺伝子

の突然変異と，すでに示したドライバー遺伝子の1つの突然変異が重なりあう頻度は高い．
- ミトコンドリアDNA突然変異と染色体レベルのコピー数の変異は，膨大細胞腫瘍に特徴的である．膨大細胞癌では，さらに*TERT*プロモーター，*TP53*，*RAS*遺伝子などの癌遺伝子突然変異もみられる．
- 硝子化索状腫瘍には，*PAX8::GLIS3*，*PAX8::GLIS1*という遺伝子融合がみとめられる．この所見は穿刺吸引細胞診検体での硝子化索状腫瘍と乳頭癌の鑑別に役立つ．
- 髄様癌では，胚細胞性および体細胞性の*RET*突然変異や体細胞性の*RAS*突然変異がみられる．
- 穿刺吸引細胞診検体を用いてのこのような遺伝子発現の検査は，良・悪性の鑑別に直接寄与するものではないが，さまざまな程度の悪性の危険度を示唆できる．

14.1.2　mRNAとマイクロRNAの発現の変異

　腫瘍のmRNAの発現プロファイルは，さまざまな遺伝子の変化や，遺伝子外の変化，あるいは環境の変化に呼応しての細胞の活動を制御するために，遺伝子のスイッチ，そして最終的にはタンパクのスイッチを"オン"にするか"オフ"にするかに関与している．遺伝子発現プロファイルの研究により，良性ないし非腫瘍性病変と癌との鑑別が試みられている．特定の遺伝子型と組織亜型による*BRAF*系，*RAS*系のような遺伝子発現に基づいたグループ分けはすでに示されている．

　マイクロRNAは22ヌクレオチド未満の短い非コードRNAで，転写後における遺伝子発現を制御している．マイクロRNAは，異なる組織型の甲状腺腫瘍の制御を増進したり抑制したりする．このような遺伝子やマイクロRNAの発現プロファイルの違いは，穿刺吸引細胞診検体で細胞学的に鑑別の難しい濾胞細胞由来の甲状腺腫瘍に対して，悪性の危険度の階層化を判定する手段として利用されている．

14.2　甲状腺穿刺吸引細胞診標本の分子検査における近年の役割

14.2.1　「意義不明な異型」，「濾胞性腫瘍」結節における悪性の危険度の改良

　「ベセスダシステム」で，悪性の危険度が低い，いわゆる鑑別困難群とされる「意義不明な異型」や「濾胞性病変」は，分子検査によってより精緻な判断を得ることができ，超音波検査による経過観察か，あるいは診断的／治療的甲状腺切除かの選択の助けとなる．

　細胞診でのいわゆる鑑別困難群に対して，さまざまな分子検査のフォーマットが作られている．これらを要約すると，次の3つの評価に分けられる．
- 癌の可能性は低い：悪性の危険度は3％以下で，細胞診では「良性」の結節．超音波検査による経過観察が適当である．
- 癌の可能性は中等度：手術をするならば，診断のためにも治療のためにも葉切除が勧められる．
- 癌の可能性が高い：悪性の危険度は97〜99％で，細胞診では「悪性」判定．治療のためにも甲状腺切除が勧められる．通常型乳頭癌では*BRAF* V600E突然変異と*RET*遺伝子融合がみられる．

14.2.2　分子プロファイルに基づく腫瘍の予後推定

　甲状腺穿刺吸引細胞診検体による分子検査は，術前の悪性の危険度推定のための利用を超えて，

再発，遠隔転移，癌死についての腫瘍の手術診断にまで広げることができる．腫瘍の分子プロファイルと予後の関係によって，分子検査による低危険度，中危険度，高危険度を分けることができる．

- 低危険度：単一の *RAS* 突然変異ないし *RAS* 系亜型
- 中危険度：*BRAF* V600E 突然変異，*BRAF* 系亜型，コピー数変異
- 高危険度：すでに述べたドライバー変異と，*TERT*，*TP53*，*AKT1*，*PIK3C* のような遺伝子変異が同時に出現．このプロファイルには予後不良な甲状腺癌が含まれる．

14.2.3　腫瘍の分子プロファイルによる全身的な治療および臨床的試み

　局所再発や，急激な腫瘍の増殖，転移が出現している進行癌患者には，標準的な手術や放射性ヨウ素療法の適応はない．しかし，ドライバー変異の解析は全身療法や，腫瘍の特別な分子プロファイルに基づく治療の試みへの道をひらくかもしれない．

　当面考えられる治療戦略には，①活性化した受容体ないし細胞質キナーゼシグナル経路を選択的にブロックするキナーゼ阻害剤，②放射性同位元素に反応する腫瘍に対して放射性ヨウ素吸収を促進する再分化療法（redifferentiation therapy），③免疫チェックポイント阻害剤，がある．

14.2.4　遺伝性症候群の胚細胞性変異のスクリーニング

　甲状腺穿刺吸引細胞診の分子検査は，腫瘍細胞の体細胞性変異の検出を目的としていたが，遺伝性癌症候群を示唆する胚細胞性突然変異の検出にも用いることができる．

　髄様癌は多発性内分泌腫瘍症 2A，2B（multiple endocrine neoplasia: MEN Type 2A，2B）の1分症であることが一般的である．*RET* 突然変異を随伴する．

　篩状モルラ癌が大腸の家族性腺腫性ポリープ（familial adenomatous polyps: FAP）やガードナー（Gardner）症候群に合併することがある．通常は女性に多くみられる．また，*APC* 突然変異をともなう．

　このほか，カウデン（Cowden）症候群，カーニー・コンプレックス（Carney complex），ウェルナー（Werner）症候群，DICER1症候群があげられる．

14.3　甲状腺穿刺吸引細胞診検体を扱う分子検査施設

　甲状腺穿刺吸引細胞診検体を用いた分子検査は，検査手法の標準化が制度管理上必須であることはいうまでもない．国際標準化機構（International Organization for Standardization: ISO）によるISO15189は，多くの国で用いられている．米国では，臨床検査室改善法（Clinical Laboratory Improvement Amendments: CLIA）の認証や，米国病理医協会（College of American Pathologists: CAP）による認証も行われている．

14.4　今後の方向性

　穿刺吸引細胞診検体を用いた分子検査は，現在では鑑別の難しい「意義不明な異型」や「濾胞性腫瘍」の判定，悪性の危険度の推定をより洗練されたものにするであろうし，腫瘍の組織型や予後，

バイオマーカー発現についての知見を附与するものと思われる．ただし，検査の費用や，利用する側がそれを利用しやすい状況か否かが普及の鍵となる．分子検査が臨床応用されれば，その結果は結節に対する超音波検査所見や，細胞像の読み，患者の治療の内容をより高めるであろう．

　分子検査のデータが「意義不明な異型」や「濾胞性腫瘍」の悪性の危険度の推定に寄与できれば，細胞診の制度管理の向上にもつながる．

索　引

※**太字**は図表を示す

あ

亜急性甲状腺炎　5, **17**, **18**
亜急性肉芽腫性甲状腺炎　18
悪　性　2
　円柱細胞型乳頭癌　**51**
　高細胞型乳頭癌　**50**
　甲状腺内胸腺癌　**78**
　高分化甲状腺癌　64
　充実型乳頭癌　**52**
　髄様癌　**60**, **61**
　節外性辺縁帯B細胞リンパ腫　**73**
　大濾胞型乳頭癌　**47**
　低分化癌　64
　転移性腎細胞癌　**70**
　転移性肺癌　**71**
　乳頭癌　40-42, **55**, **58**
　囊胞性乳頭癌　**48**
　びまん性硬化型乳頭癌　**53**
　びまん性大細胞型B細胞リンパ腫　**74**
　篩状モルラ癌　**55**, **56**
　ホブネイル型乳頭癌　**54**
　未分化癌　**67**
　ワルチン腫瘍様乳頭癌　**49**
悪性所見なし　10
悪性の疑い　2, 34-38, 43
　硝子化索状腫瘍　**37**, **57**
　特定不能　**36**, **38**
　乳頭癌　**35**, **36**
　乳頭癌の疑い　**38**, **58**
　膨大細胞型乳頭癌の疑い　**49**
悪性の危険度（ROM）　1, 3
　――の減少　4
　小児の――　1, 2, 3
　超音波検査による――　81
アスカナジー細胞　31
アミロイド　**60**, **61**
アミロイド甲状腺腫　15

胃　癌　72
意義不明な異型（AUS）　1, 2, 20-25, 43, 47, 8
　――結節　84
　核異型のある――　21

　その他の――　22
異型のある囊胞壁細胞　21
異型リンパ球　23
異所性胸腺腫　77
遺伝性症候群の胚細胞性変異のスクリーニング　85
印環細胞癌　72

A型胸腺腫　77
液状処理法（LBP）　5, 9, 42
円柱細胞型乳頭癌（乳頭癌の亜型）　44, **51**, 51

オーファンアニーの目　43

か

核異型　5
核異型のある意義不明な異型　21
　NIFTP　**24**
　乳頭癌　21, 22
核形不整　37
核内細胞質封入体　**37**, 40, 43, 57, 61
核の溝　39, 44, 57
過形成性結節　10, 11, 13, 14
画像検査　80-82
家族性腺腫性ポリープ（FAP）　85
褐色細胞腫　62
カルシトニン　38, 60, 61, 62

危険度階層化システム（RSS）　8
キナーゼ阻害剤　85
木目込み細工様配列核　39, 43
急性化膿性甲状腺炎　18
胸腺様分化を示す癌（CASTLE）　77
胸腺様分化をともなう紡錘型細胞腫瘍（SETTLE）　77

グレーブス病　10, 11, **16**
クロマチン　40, 43, 51
クロモグラニン　**60**, **61**

頸部超音波検査　62
血管腫　79
結節性過形成　10

結節性甲状腺腫　10, 14, 22
検体不適正　**6**, **7**
　囊胞液　8

高異型度分化癌　1, 63, 65
高異型度濾胞細胞由来癌　1
高異型度濾胞細胞由来非未分化癌　63-65
硬化性粘表皮癌（好酸球増殖をともなう）　76
高細胞型乳頭癌　44, **50**, 50, 83
好酸球増殖をともなう硬化性粘表皮癌　76
好酸性　33
好酸性細胞　31, 33, 48
好酸性細胞型乳頭癌　**48**, **58**
甲状舌管囊胞　14
甲状腺炎　10
甲状腺学の進展　80
甲状腺画像および報告データシステム（TI-RADS）　8, 81
甲状腺癌　83
「甲状腺癌取扱い規約」との相違点
　高異型度濾胞細胞由来非未分化癌　65
　乳頭癌，特殊型および関連腫瘍　58
　不適正　9
　ベセスダシステム　4
　濾胞性腫瘍（膨大細胞性濾胞性腫瘍）　33
甲状腺胸腺腫　77
甲状腺原発悪性腫瘍　34
甲状腺細胞診報告様式ベセスダシステム（TBSRTC）　1
甲状腺内胸腺癌（ITC）　77, **78**
甲状腺内胸腺腫（ITET）　77
甲状腺膿瘍　5
甲状腺のまれな腫瘍　69-79
国際標準化機構（ISO）　85
黒色甲状腺　15
古典的甲状腺乳頭癌　39
孤立散在性細胞　61
コロイド　11
コロイド結節　5, 10, 11, 14
コンゴーレッド染色　61

さ

再分化療法　85
細胞異型　5
　　――のある充実性結節　7
細胞質内空胞　54
細胞診（濾胞性腫瘍）　30
索状型乳頭癌　52, 58
砂粒体　41, 44, 54

C細胞マーカー　61
シナプトフィジン　60, 61
脂肪腫　79
充実型乳頭癌　52, 58
充実性結節
　炎症のある――　5
　細胞異型のある――　7
硝子化索状腫瘍　29, 37, 57, 84
　悪性の疑い　37, 57
小児の悪性の危険度　1, 2, **3**
神経鞘腫　79
神経内分泌マーカー　60, 61
浸潤性乳管癌　71
浸潤性被包化濾胞型乳頭癌　83
浸潤性濾胞型乳頭癌　26, 45
浸潤リンパ球　34
迅速オンサイト細胞診（ROSE）　9, 34
診断カテゴリー　1, **2**
診断用語　1

髄様癌　38, 59-62, **60**, **61**, 84, 85
　――の疑い　36
水様のコロイド　11
スクリーニング（遺伝性症候群の胚細胞性変異の）　85

節外性辺縁帯B細胞リンパ腫　24, 72, **73**, 73
　その他の意義不明な異型　23
穿刺吸引細胞診　1, 5, 9, 26, 34, 80, 81, 83
穿刺吸引細胞診標本　84
腺腫　25
腺腫様結節　10, 11, 14
腺腫様甲状腺腫（良性）　**12**, **13**

疎細胞　35
組織球細胞　35
組織球様細胞　37
組織診（濾胞性腫瘍）　30
その他の意義不明な異型　22
　節外性辺縁帯B細胞リンパ腫　**23**

た

大濾胞型乳頭癌　15, 46, **47**
多核巨細胞　41, 44
多結節性甲状腺腫　32
多発性内分泌腺腫瘍　59
淡明細胞型　69

超音波画像診断　38
超音波技術　80
超音波検査
　――所見　8
　――による悪性の危険度　81
　――による危険度階層化システム　8
重畳核　43

通常型乳頭癌　39, 83

低悪性度リンパ腫　38
低分化癌　1, 63, 64, 65, 68, 83
適　正　5
　――の基準　7
転移性悪性黒色腫　70
転移性腫瘍　69-79
転移性腎細胞癌　69, **70**
転移性乳癌　70
転移性肺癌　71, **71**
転移性肺小細胞癌　72
転移性肺腺癌　72

ドゥケルバン甲状腺炎　17
特殊型乳頭癌　39-58
ドライバー変異　83, 85

な

肉芽腫性甲状腺炎　5, 17
　亜急性――　18
乳腺類似分泌癌　76
乳頭癌　31, 34, 38, 39-58, **40-42**, 68
　亜型　44, 58
　悪性の疑い　35, **36**
　異型のある意義不明な異型　**21**, **22**
　疑い　35, 36
　円柱細胞型　51
　高細胞型　44, 50, **50**, 83
　好酸性細胞型　48, 58
　古典的　39
　充実／索状型　52, 58
　浸潤性被包化濾胞型　83
　浸潤性濾胞型　26, 45
　大濾胞型　15, 46, **47**
　通常型　39, 83
　特殊型　39-58
　囊胞型　47, 58
　囊胞性　**48**
　非浸潤性濾胞型　39, 44
　びまん性硬化型　53, **53**
　膨大細胞型　48, 58
　ホブネイル型　44, 54, **54**
　濾胞亜型　11
　濾胞型　24, 28, 30, 37, 44, 45, **46**, 83
　ワルチン腫瘍様　49, **49**
乳頭癌様　11
　――の核所見をもつ非浸潤性甲状腺濾胞性腫瘍　39
乳頭状過形成　15

粘表皮癌　75
粘膜関連リンパ組織（MALT）リンパ腫　34, 38, 72, 73

囊胞液　7
囊胞液のみ（不適正）　8, 9
囊胞型乳頭癌　47, 58
囊胞形成　7
囊胞性乳頭癌　**48**
囊胞性病変　11
　――のある結節　7
囊胞壁細胞（異型のある）　21
囊胞変性　35

は

破骨細胞様多核巨細胞（非腫瘍性）　66
橋本病　5, 10, 16, **17**, 32, 36, 69, 73, 76
バセドウ病　16
パパニコロウ染色　72

B型胸腺腫　77
非腫瘍性　10
非浸潤性甲状腺濾胞性腫瘍（NIFTP）　2, 11, 20, **24**, 26, 28, **29**, 34, 37, 38, 39, 44, 45, 83
　核異型のある意義不明な異型　24
　濾胞性腫瘍　29
非浸潤性濾胞型乳頭癌　39, 44
皮膚アミロイド苔癬　59
被包化濾胞型乳頭癌　45
非ホジキンリンパ腫　72, 79
びまん性硬化型乳頭癌　53, **53**
びまん性大細胞型B細胞リンパ腫　72, 73, **74**
びまん性濾胞型乳頭癌　45

索 引

ヒュルトレ細胞　31
ヒルシュスプルング病　59

副甲状腺機能亢進症　62
副甲状腺腺腫（濾胞性腫瘍）　30
副甲状腺嚢胞　14
不適正　1, **2**, 5-9
　結節　8
　検体　**6**, **7**
　検体（嚢胞液）　8
　嚢胞液のみ　48
ブラック・サイロイド　15
篩状モルラ癌　55, 85
分化型甲状腺癌　83
分子検査　9, 24, 31, 83-86
分子検査施設（甲状腺穿刺吸引細胞診検体を扱う）　85
分子プロファイル　84
分泌癌　76

平滑筋腫　79
米国甲状腺学会（ATA）2015年版甲状腺結節の臨床的対応に関するガイドライン　18, 24, 30, 32, 38
米国甲状腺学会超音波パターンシステム（ATASPS）　81
米国病理医協会（CAP）　85
米国放射線学会（ACR）　81
米国臨床内分泌医学会（AACE）　81
ヘモジデリン　11, 14
扁平上皮化生　54
扁平上皮癌　66, 75

報告様式　1
傍神経節腫　29, 74
紡錘形核　37
膨大細胞　31, 33
膨大細胞型乳頭癌　48, 58
膨大細胞癌　25, 31, 33, 34, 68, 84
膨大細胞腫瘍　84
膨大細胞性濾胞性腫瘍（膨大細胞腺腫）（OFN）　15, **32**, 33
膨大細胞腺腫（膨大細胞性濾胞性腫瘍）　31, **32**, 33
ホジキンリンパ腫　74, 79
補助的検査　83-86
補助的診断　38
ホブネイル型乳頭癌　44, 54, **54**
ホブネイル細胞　53

ま・や

マイクロRNAの発現　84
マクロファージ　11

未分化癌　66-68, **67**, 83
免疫染色　38, 60, 61, 69-72
免疫チェックポイント阻害剤　85

陽性予想率（PPV）　34

ら・わ

ランゲルハンス細胞組織球症　75
リーデル甲状腺炎（リーデル病）　19
リポフスチン　11, 14
良　性　1, 2, 10-19, 10, 23
　亜急性（肉芽腫性）甲状腺炎　18
　腺腫様甲状腺腫　**12**, **13**
　橋本病　17
良性間葉系腫瘍　79
良性濾胞性結節　10
臨床検査室改善法（CLIA）　85
臨床的見地　80-82
リンパ球性甲状腺炎　16
リンパ腫　69-79, 72
　——の疑い　36, 38, 38
濾胞亜型乳頭癌　12
濾胞型乳頭癌（濾胞性腫瘍）　24, 28, 30, 37, 44, 45, **46**, 83
濾胞癌（濾胞性腫瘍）　11, 26, **27**, 28, 37, 68, 83
濾胞細胞　11, 26
濾胞性結節性病変　10, 14, 26, 30
濾胞性腫瘍（FN）　1, 2, 15, 22, 26-30, 26, 34, 38, 39, 64, 83
　悪性の危険度　29
　結節　84
　副甲状腺腺腫　30
　膨大細胞型濾胞性腫瘍の疑い　49
　膨大細胞性濾胞性腫瘍（FN-OFN）　27, 31-33
　濾胞型乳頭癌　**46**
　濾胞癌　27
　濾胞腺腫　27
　NIFTP　29
濾胞腺腫（濾胞性腫瘍）　10, 11, 26, **27**, 28, 30, 37, 83
ロマノフスキー染色　60, 72, 73

ワルチン腫瘍様乳頭癌　49, **49**

欧　文

AACE ⇨ 米国臨床内分泌医学会
ACR ⇨ 米国放射線学会

ATA ⇨ 米国甲状腺学会
ATASPS ⇨ 米国甲状腺学会超音波パターンシステム
AUS ⇨ 意義不明な異型
AUS/FLUS　1
Benign　10
BRAF V600E 突然変異　45, 55, 83, 85
CAP ⇨ 米国病理医協会
CASTLE ⇨ 胸腺様分化を示す癌
CEA　60-62
CLIA ⇨ 臨床検査室改善法
FAP ⇨ 家族性腺腫性ポリープ
FN ⇨ 濾胞性腫瘍
FN-OFN ⇨ 濾胞性腫瘍（膨大細胞性濾胞性腫瘍）
FN/SFN　1
GATA3　29
IgG4 関連甲状腺炎　17
inadequate　5
ISO ⇨ 国際標準化機構
ITC ⇨ 甲状腺内胸腺癌
ITET ⇨ 甲状腺内胸腺腫
LBP ⇨ 液状処理法
lymphoglandular bodies　72
MALT リンパ腫 ⇨ 粘膜関連リンパ組織リンパ腫
mRNAの発現　84
Negative for malignancy　10
NIFTP ⇨ 非浸潤性甲状腺濾胞性腫瘍
nondiagnostic　5
Non neoplastic　10
OFN ⇨ 膨大細胞性濾胞性腫瘍
PAX8　60, 61
PPV ⇨ 陽性予想率
PTH　29
RAS 突然変異　45, 84, 85
RET 遺伝子の生殖細胞系列変異　59, 62
ROM ⇨ 悪性の危険度
ROSE ⇨ 迅速オンサイト細胞診
RSS ⇨ 危険度階層化システム
SETTLE ⇨ 胸腺様分化をともなう紡錘型細胞腫瘍
TBSRTC ⇨ 甲状腺細胞診報告様式ベセスダシステム
TERT プロモーター突然変異　51, 53, 66, 68, 84
TI-RADS ⇨ 甲状腺画像および報告データシステム
TTF-1　60, 61
unsatisfactory　5

著者略歴

坂本　穆彦（さかもと　あつひこ）
大森赤十字病院顧問・病理診断科．福島県立医科大学特任教授．
1971年東京医科歯科大学医学部卒業．1976年同大学院修了（医学博士）．（財）癌研究会癌研究所・研究員，東京大学医学部助教授，杏林大学医学部病理学講座教授を経て，2011年より現職．1981年，国際対癌連合（UICC）の癌研究キャンペーン国際奨学生として英国ウェールズ大学にて共同研究．専門領域は，癌の病理診断学．日本学術会議連携会員，日本医学会用語委員，国際協力機構（JICA）専門家（カザフスタン，メキシコ），甲状腺癌・前立腺癌・子宮頸癌・子宮体癌取扱い規約・病理委員長，WHO甲状腺癌組織分類作成委員を歴任．2011年より，福島県県民健康調査病理診断コンセンサス会議議長．
監訳書に『甲状腺細胞診ベセスダシステム』『ルービン カラー病理学 Q&A』（以上，丸善出版）など，編著書に，『標準病理学』『細胞診を学ぶ人のために』『組織病理カラーアトラス』『甲状腺細胞診アトラス 報告様式運用の実際』『細胞診のベーシックサイエンスと臨床の実際』（以上，医学書院），『臨床病理診断学アトラス』（文光堂）などがある．

廣川　満良（ひろかわ　みつよし）
医療法人神甲会 隈病院 病理診断科 科長．福島県立医科大学特任教授．
1978年川崎医科大学医学部卒業，1984年同大学大学院病理学修了（医学博士）．川崎医科大学人体病理講師，川崎医科大学救急部助手，川崎医療短期大学臨床検査科教授，徳島大学病理学第一助教授を経て，2006年より現職．この間，Hawaii Queen's Medical Center留学．日本甲状腺病理学会理事長，甲状腺癌取扱い規約病理部門委員長を歴任．
著書に『超音波・細胞・組織からみた甲状腺疾患診断アトラス』（医学書院）が，編著書に『腫瘍病理鑑別診断アトラス・甲状腺癌』（文光堂），『Thyroid FNA cytology, Differential diagnoses and pitfalls』（Springer）がある．

概説　甲状腺細胞診報告様式ベセスダシステム 第3版

令和7年3月30日　発行

著　者　　坂　本　穆　彦
　　　　　廣　川　満　良

発行者　　池　田　和　博

発行所　　丸善出版株式会社
　　　　　〒101-0051 東京都千代田区神田神保町二丁目17番
　　　　　編集：電話（03）3512-0000／FAX（03）3512-3272
　　　　　営業：電話（03）3512-3256／FAX（03）3512-3270
　　　　　https://www.maruzen-publishing.co.jp

© Atsuhiko Sakamoto, Mitsuyoshi Hirokawa 2025

組版印刷・富士美術印刷株式会社／製本・株式会社 松岳社

ISBN 978-4-621-31088-5　C 3047　　　　Printed in Japan

JCOPY 〈(一社)出版者著作権管理機構 委託出版物〉
本書の無断複写は著作権法上での例外を除き禁じられています．複写される場合は，そのつど事前に，(一社)出版者著作権管理機構（電話 03-5244-5088, FAX 03-5244-5089, e-mail：info@jcopy.or.jp）の許諾を得てください．